in Benin. – The Herpetological Bulletin 131: 32–33.

MARIAU, D., M. HOUSSOU, M., R. LECOUSTRE & B. NDIGNI (1991): Insectes polinisteurs du palmier à huile et taux de nouaison en Afrique de l'ouest (1). – Oléagineux 46(2): 43–51.

MERTENS, R (1964): Die Reptilien von Fernando Poo. – Bonner Zoologische Beiträge Heft 3/4: 211–238.

MILBRAED, J. (1923): Georg Zenker. – Notizblatt des Königlichen Botanischen Gartens und Museums zu Berlin, Bd. 8, Nr. 74: 319–324.

PASTEUR, G. (1965 [1964]): Recherches sur l'évolution des lygodactyles, lézards afro-malgaches actuels. – Trav. Inst. Scient. Chérif., Sér. Zool., Rabat, 29: 1–132.

PAUWELS, O., P. CARLINO, L. CHIRIO & J.-L. ALBERT (2016): Miscellanea Herpetologica Gabonica IV. – Bulletin of the Chicago Herpetological Society 51(5): 73–79.

PERRET, J.L. (1963): Les Gekkonidae du Cameroun, avec la description de deux sous-espèces nouvelles. – Revue Suisse de Zoologie 70(3): 47–60.

PUENTE, M., F. GLAW, D.R. VIEITES, M. VENCES (2009): Review of the systematics, morphology and distribution of Malagasy dwarf geckos, genera *Lygodactylus* and *Microscalabotes* (Squamata: Gekkonidae). – Zootaxa 2103: 1–76.

REID, J.C. (1986): A list with notes on lizards of the Calabar area of southeastern Nigeria. – Studies in Herpetology, Roĉek Z. (ed.): 699–704.

RÖLL, B. (1995): Epidermal fine structure of the toe tips of *Sphaerodactylus cinereus* (Reptilia, Gekkonidae). – Journal of Zoology 235: 289–300.

RÖLL, B. (2013): Tagaktive Zwerggeckos der Gattung *Lygodactylus*. – Natur und Tier - Verlag, Münster, 118 S.

RÖLL, B (2017): Die Strandmandel – Vielseitig nutzbar für kleine Reptilien. – REPTILIA Nr. 124 22(2): 44–49.

RÖLL, B. (2018): Der kleine Grüne – Conraus Zwergtaggecko *Lygodactylus conraui*. – REPTILIA Nr. 132: 34–40.

RÖL… (…

Pflegiothek

…

RU…, L. LUISELLI, E. A. ENIANG & G. C. AKANI (2007): Diet of a guild of geckos in a fragmented, human-altered African rainforest. – African Journal of Herpetology 56(1): 91–96.

TORNIER, G. (1896): Die Kriechthiere Deutsch-Ost-Afrikas. Beiträge zu Systematik und Descendenzlehre. – (Berlin): xiii + 164 S. pls. i-v.

TORNIER, G. (1899): Ein Eidechsenschwanz mit Saugscheibe. – Biol. Zentralblatt, Jena, 19: 549–552.

TORNIER, G. (1902): Die Crocodile, Schildkröten und Eidechsen in Kamerun. – Zool. Jahrb. Syst. 15: 663–677.

TRAPE, J.F., S. TRAPE & L. CHIRIO (2012): Lézards, crocodiles et tortues d'Afrique occidentale et du Sahara. – IRD Édition, Institute derecherche pour le développment, Marseille.

TUO, Y., H.K. KOUA & N. HALA (2011): Biology of *Elaeidobius kamerunicus* and *Elaeidobius plagiatus* (Coleoptera: Curculionidae) main pollinators of oil palm in West Africa. – European Journal of Scientific Research 49(3): 426–432.

VAN DEN BERGHE, G. & P. MUDDE (2017): Over *Lygodactylus conraui*. – Lacerta 75(6): 204–209.

VAN EIJSDEN, E.H.T. (1978): Gecko's verzameld in River State, Nigeria, door M. Th. Ammer. – Lacerta 36: 107–118.

VOLLMERT, P., A.H. FINK & H. BESLER (2004): Ghana Dry Zone und Dahomey Gap: Ursachen für eine Niederschlagsanomalie im tropischen Westafrika. – Erde 134(4): 375–393.

WALTER, H. & S.-W. BRECKLE (2004): Ökologie der Erde, Band 2. – Elsevier Spektrum Akademischer Verlag, 3. Auflage, 764 S.

Inhalt

Teil B Außerklinische Beatmungspflege

Teil C Außerklinische Beatmungspflege von A–Z

Anhang

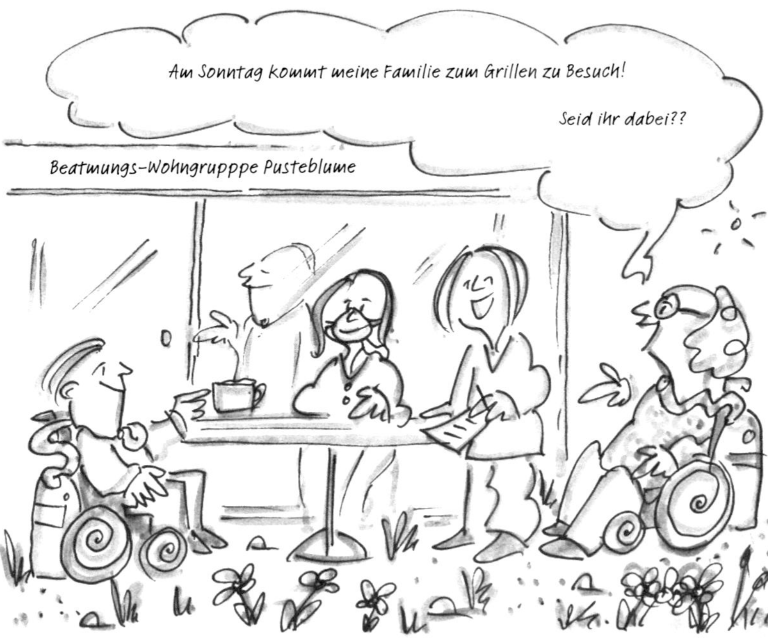
Am Sonntag kommt meine Familie zum Grillen zu Besuch!
Seid ihr dabei??
Beatmungs-Wohngrupppe Pusteblume

Vorwort

Bedingt durch den medizintechnischen Fortschritt gelang es in den letzten Jahrzehnten zunehmend, beatmungspflichtigen Menschen ein Leben zu Hause bzw. in speziellen Einrichtungen zu ermöglichen.

Die außerklinische Beatmungstherapie und -pflege versetzt die Betroffenen damit in die Lage, ein einigermaßen selbst gestaltetes und autonomes Leben zu führen, weil sie nicht mehr zwingend an Bett und Intensivstation gebunden sind.

Die Kehrseite ist eine extreme psychische Belastung insbesondere für die im Haushalt lebenden gesunden Angehörigen. Besonders am Anfang unterschätzen sie ihre eigene physische und psychische Belastung, die nicht selten zu Burnout-Symptomen führt.

Die Erfahrung lehrt, dass bei länger dauernden Pflegesituationen – besonders bei der Pflege zu Hause – die Grunderkrankung gegenüber den psychosozialen Schwierigkeiten deutlich in den Hintergrund tritt. Aus diesem Grunde widmen wir dieser Problematik besondere Aufmerksamkeit.

Einige Hinweise:

- Die männliche und weibliche Form werden in losem Wechsel verwendet, gemeint sind in der Regel beide Geschlechter.
- Als Pflegefachkräfte werden hier nur Pflegende bezeichnet, die über eine dreijährige Pflegeausbildung und zusätzliche Erfahrungen in der Intensiv- oder Beatmungspflege verfügen.
- Die Namen in den Fallgeschichten sind frei erfunden.

Wir bedanken uns ganz herzlich bei Dr. Jens Geiseler, Chefarzt für Intensivmedizin und Langzeitbeatmung an der Asklepiosklinik in Gauting für seine Bereitschaft, das Buch aus medizinischer Sicht gegenzulesen. Ebenso danken wir Werner Fulle, Key Account Manager der WKM GmbH, für die Unterstützung und Beratung bzgl. der Geräteausstattung sowie der Firma WKM GmbH in Emmering für die Überlassung vieler technischer Aufnahmen.

Vorwort zur zweiten Auflage

Unser Buch hat überraschend guten Anklang gefunden. Das freut uns nicht nur, sondern zeigt uns auch, dass wir damit eine Lücke füllen konnten. Zugleich ergibt sich für uns daraus die Aufgabe und Verantwortung, die zweite Auflage auf den neuesten Stand zu bringen.

Wie generell, verändern sich Erkenntnisse und rechtliche Bestimmungen auch in der außerklinischen Beatmungspflege. Inzwischen geht der Trend mehr zum ambulanten Wohnen in betreuten Wohngruppen. Das bedeutet vor allem weniger stationäre Versorgung, denn diese entspricht nicht mehr den berechtigten Wünschen der Patientinnen und Patienten nach mehr Autonomie und Teilhabe. Aber auch die Einzelversorgung scheint etwas abzunehmen.

In den Wohngruppen sind wegen der wachsenden Zahl resistenter Keime die Hygieneanforderungen deutlich gestiegen. Es bleibt eine dauernde Herausforderung, die Balance zu finden zwischen privatem Wohn- und Lebensgefühl und der Vermeidung von Keimverschleppungen.

Entsprechend haben wir uns entschieden, ein eigenes Hygienekapitel einzuführen, das sich mit den grundlegenden rechtlichen Bestimmungen einerseits und der individuellen Verantwortung andererseits beschäftigt. Wir bedanken uns sehr bei Nicole Klauß, die uns als Hygienefachberaterin hier intensiv unterstützt hat.

Werner Fulle hat uns erneut bei den Geräten und der aktuellen Ausstattung fachlich beraten und mit einigen neuen Aufnahmen auf den neuesten Stand gebracht.

Jetzt bleibt die Hoffnung, dass unsere Leserinnen und Leser auch künftig die Gewissheit haben, dass sie nach der Lektüre dieses Buches deutlich mehr über Aufgaben und Inhalte der außerklinischen Beatmungspflege wissen.

Elke Dodenhoff Irmgard Hofmann

1 Außerklinische Beatmung

1.1 Definition

Die außerklinische Beatmung ist eine intermittierende oder dauerhafte Beatmung einer Patientin außerhalb einer Klinik. Sie dient der Behandlung einer →Atempumpenschwäche [→Kap. 4.1.2], also von Menschen mit einer chronisch respiratorischen Insuffizienz. Die Versorgung kann zu Hause, in einer speziellen Wohngruppe oder auch im Pflegeheim stattfinden.

1.2 Entwicklung

Die Geschichte der außerklinischen Beatmungspflege ist noch jung. Sie basiert auf den Möglichkeiten der künstlichen Beatmung. Ihre Entwicklung geht vor allem auf die Polioepidemie zurück und begann in der ersten Hälfte des 20. Jahrhunderts mit der Beatmung in Unterdruckkammern („eiserne Lunge"), um eine mechanische Atmung zu ermöglichen. Sie werden heute nicht mehr eingesetzt.

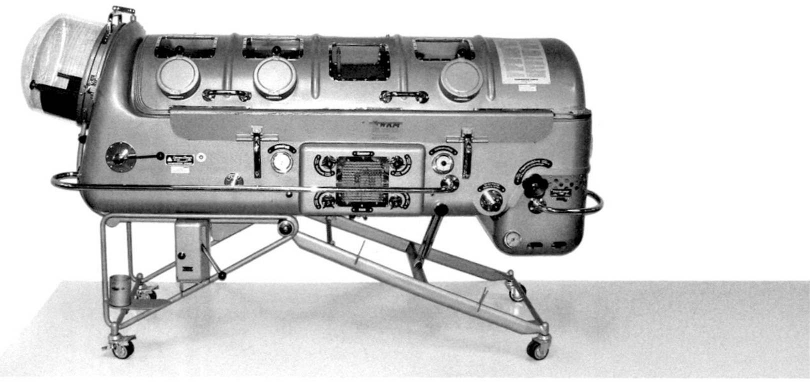

Eiserne Lunge

Ab etwa den 1950er Jahren wurden die ersten Positiv-Druck-Beatmungsgeräte entwickelt. Es handelte sich anfangs um sehr große und individuell kaum variierbare Geräte, die ausschließlich auf Intensivstationen eingesetzt werden konnten. Das bedeutete für die Langzeitbeatmungspatienten unter Umständen einen jahrelangen Aufenthalt auf Intensivstationen bis zu ihrem Tod.

Die Versorgung von beatmeten Patientinnen zu Hause begann in den 1980er Jahren, als mit Verbesserung der Computertechnologie die Beatmungsmaschinen kleiner und ihre Handhabung zunehmend unkomplizierter wurde.

Anfangs wurden nur wenige betroffene Menschen außerhalb der Intensivstationen betreut, und zwar überwiegend in Pflegeheimen. Für die eigentliche ambulante Versorgung gab noch keine Erfahrungswerte, keine Abrechnungsmodalitäten, und auch das medizinische Risiko schien groß. Bald aber zeigte sich, dass die außerklinische Beatmung bei entsprechender Pflege gute Resultate zeigte. Mit Einführung der Fallpauschalen (DRGs) sowie der Spezialisierung von ambulanten Pflegediensten für außerklinische Intensivpflege wuchs die Zahl jener Patienten, die zu Hause versorgt werden konnten.

Einen weiteren „Schub“ im Sinne der selbstbestimmten Unterbringung auch bei schwerer Krankheit und Behinderung löste das Recht auf unabhängige Lebensführung und Einbeziehung in die Gemeinschaft aus (→Rechte von Menschen mit Behinderung).

Genaue Zahlen über die Häufigkeit von Beatmung in häuslicher Umgebung liegen nicht vor. Einer Hochrechnung zufolge, die auf einer bundesweiten Umfrage der Krankenkassen beruht, dürften derzeit zwischen 12.000 und 18.000 Menschen in der außerklinischen Beatmungspflege betreut werden. Allerdings ist die Datenbasis sehr spärlich.

Die außerklinische Beatmungstherapie ermöglicht den Betroffenen ein einigermaßen selbst gestaltetes und autonomes Leben. Durch die permanente Weiterentwicklung der Geräte sind die Menschen nicht mehr an Bett und Haus gebunden. Mittlerweile machen viele Menschen mit Beatmung auch gerne Urlaubsreisen. Diese werden von verschiedenen Providern angeboten und unterstützt.

1.3 Zielvorstellungen

Es gibt drei Ansätze bzw. Ziele der Beatmungspflege und -therapie, wobei alle drei Ziele ineinander übergehen können.

Rehabilitation: Ziel der Rehabilitation ist es, den Patienten über kurz oder lang von der Beatmung zu entwöhnen. In der Regel wird dieser Ansatz in der Klinik bzw. in der Rehabilitationseinrichtung verfolgt. Im Einzelfall kann das auch noch zu Hause gelingen, wobei umstritten ist, ob Weaning [→Kap. 10.5.1] zu Hause möglich sein soll.

Beispiel Herr Soli hatte sich einer Operation unterzogen. Nach der Narkose konnte er trotz vieler Versuche im Verlauf der nächsten sechs Monate nicht von der Beatmung entwöhnt werden. So wurde er unter Beatmungstherapie nach Hause verlegt. In den folgenden zwölf Monaten besserten sich seine Gesamtkonstitution und seine Atempumpe so weit, dass die Beatmungstherapie beendet werden konnte.

Sicherung des Überlebens: Manche Krankheitsbilder führen ohne dauerhafte Beatmung zum Tod. Eine Beatmung kann hier das Überleben oft für Jahrzehnte sichern.

Beispiel Frau Werte hatte einen schweren Unfall, der zu einem hohen Querschnitt [→Kap. 4.3.7] mit Atemlähmung führte. Ihr Überleben wird durch dauerhafte invasive Beatmungstherapie gesichert.

Palliation: Ziel palliativer Versorgung ist es, den unabwendbaren Sterbeprozess so zu begleiten, dass die Betroffenen möglichst bis zuletzt gut leben können.

Beispiel Herr Malte hat seit drei Jahren die Diagnose „amyotrophe Lateralsklerose“ [→Kap. 4.3.1]. Wegen zunehmender Atembeschwerden wird er nachts bzw. längerfristig ganztags nichtinvasiv über Maske beatmet. Durch die Beatmung kann sich die Atemmuskulatur von Herrn Malte erholen und er bleibt dadurch wacher.

1.4 Institutionelle Versorgungsformen

Die außerklinische Pflege von Beatmungspatienten kann stationär wie ambulant erfolgen, wobei zu den ambulanten Formen die Versorgung in Wohngruppen bis maximal zwölf Personen zählt [→Kap. 3.1]. Grundsätzlich sind die Kosten im außerklinischen Bereich deutlich niedriger als auf klinischen Intensivstationen. Im Einzelfall sind die Kosten abhängig von der Art der Einrichtung, der jeweiligen Kooperationsform sowie der Dauer der erforderlichen professionellen Betreuung. Die verschiedenen Alternativen haben ihre je eigenen Vor- und Nachteile, die im Folgenden aufgezeigt werden.

1.4.1 Stationäre Versorgung

Die Pflege von Beatmungspatienten erfolgt in speziellen Abteilungen innerhalb von Alten- und Pflegeeinrichtungen, vereinzelt auch in Spezialeinrichtungen. Pflege im eigenen Zimmer ist nicht die Regel. Die ärztliche Versorgung erfolgt durch Hausärzte oder – sofern vorhanden – durch den Heimarzt. Die Rahmenbedingungen werden durch die Heimgesetze [→Kap. 3.3] vorgegeben. Die stationäre Versorgung geht deutlich zurück.

Vorteile:

- Pflegende können im Team arbeiten.
- Physio- und Ergotherapeuten, Logopädinnen etc. sind vor Ort.
- Eine behindertengerechte Ausstattung ist vorhanden.

Nachteile:

- Es gibt kaum Privatsphäre, die Patienten und ihre Angehörigen können so gut wie nie allein sein.
- Der Personalschlüssel ist ungünstiger als bei den anderen Versorgungsformen.
- Das Risiko nosokomialer Infektionen ist erhöht.
- Der strukturelle Aufwand ist für den Träger aufgrund der Heimgesetze etc. deutlich erhöht.

1.4.2 Ambulante Versorgung

Pflege in speziellen Wohngruppen

In Wohngruppen werden zwischen zwei und zwölf beatmungspflichtige Menschen in ihren eigenen Zimmern betreut. Zusätzlich gibt es einen gemeinsamen Aufenthaltsraum sowie Küche, Stauräume, Waschraum etc. Eine Pflegefachkraft ist immer anwesend, abhängig von der Zahl der Bewohnerinnen sind es auch mehrere, ergänzt durch Pflegefachhelfer. Die ärztliche Versorgung erfolgt durch die Hausärzte, alternativ durch eine Fachärztin, am besten für Beatmungstherapie.

Die Bedingungen, unter denen von Wohngruppe und nicht von Heimaufenthalt gesprochen wird, werden ausschließlich durch die jeweiligen Heimgesetze [→Kap. 3.3] geregelt, die kommunalen Heimaufsichten sind als Kontrollbehörde für die Umsetzung der Vorschriften zuständig

Vorteile:

- Die Patientinnen haben ihre eigenen Zimmer.
- Die Angehörigen können jederzeit kommen, sich zu Hause aber auch wieder erholen.
- Die Pflegefachkräfte sind in der Regel nicht allein, finden Unterstützung im Team.
- Die Nähe-Distanz-Balance ist trotz der intensiven Betreuung besser zu halten als bei der Pflege zu Hause.
- Die Wohngruppen-Pflege ist überwiegend kostengünstiger als die Einzelversorgung zu Hause, weil eine Pflegefachkraft auch zwei Beatmungspatienten versorgen kann.
- Barrierefreiheit und behindertengerechte Ausstattung ist (meistens) gewährleistet.

Nachteile:

- Das Risiko nosokomialer Infektionen ist höher als bei der Pflege zu Hause.

Pflege zu Hause
Die Beatmungspflege findet zu Hause in der eigenen Wohnung statt, mit oder ohne Angehörige. Die Pflege wird – je nach Schweregrad der Erkrankung und in Absprache mit den Angehörigen (die oft einen Teil der Versorgung selbst übernehmen) – zeitweise oder dauerhaft (24 Stunden am Tag) durch eine Pflegefachkraft durchgeführt. Die Zahl der Teammitglieder variiert zwischen acht und zwanzig Personen. Die ärztliche Betreuung erfolgt in der Regel durch den Hausarzt.

Vorteile:

- Der Patient befindet sich in vertrauter Umgebung, was erfahrungsgemäß zu einer deutlichen Stabilisierung des Gesamtzustandes führt.
- Die Angehörigen sind in vielen Fällen fast immer anwesend.
- Das Risiko einer nosokomialen Infektion durch Keimverschleppung ist kaum gegeben.

Nachteile:

- Die Wohn- und Pflegebedingungen sind oft recht beengt.
- Durch die dauerhafte Anwesenheit von Pflegefachkräften geht insbesondere bei der 24-Std.-Pflege die Privatsphäre der Angehörigen praktisch komplett verloren – was zu erheblichen Konflikten führen kann. [→Kap. 2.4.2].
- Die Nähe-Distanz-Balance zwischen Patient, Angehörigen und Pflegefachkräften kippt sehr leicht, es entstehen vielfach pseudofamiliäre Beziehungsdynamiken mit all ihren Folgeproblemen [→Kap. 6.1.1].
- Die Pflegefachkräfte sind grundsätzlich allein, d.h. ohne Teamunterstützung vor Ort.
- Die Angehörigen sind praktisch immer anwesend.
- Bei 24-Stunden-Versorgung ist der Personalaufwand sehr hoch, damit steigen die Kosten für die Familie, die im Rahmen der Möglichkeiten an der Finanzierung beteiligt wird.
- selten barrierefrei

1.5 Ethische Überlegungen

1.5.1 Würde, Autonomie und Fürsorge als Grundlage pflegerischer Arbeit

Gute Pflege setzt zweierlei voraus: Zum einen die Pflege nach den Regeln der Kunst, also nach den Qualitätsstandards durchzuführen und zum anderen, sich im zwischenmenschlichen Verhalten an ethischen Prinzipien zu orientieren.

Ethische Prinzipien liefern zunächst Begriffe und Unterscheidungen, die die Reflexion erleichtern, indem sie Kriterien für das konkrete Tun oder Lassen anbieten. Damit diese Prinzipien wirksam werden können, brauchen sie den Bezug zu konkreten Fragestellungen.

Die Philosophin Theda Rehbock zeigt die Beziehung zwischen Würde, Autonomie und Fürsorge auf, die sich als tragfähige ethische Grundlage für die pflegerische Arbeit erwiesen hat.

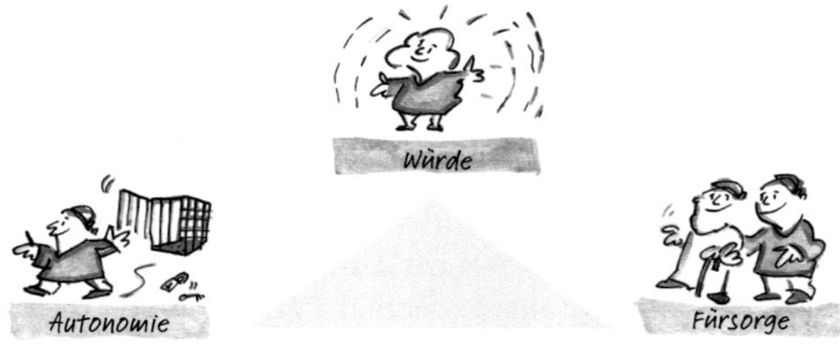

Das Zusammenspiel von Autonomie und Fürsorge zum Schutz der Würde

Die menschliche **Würde** ist das oberste ethische Prinzip, sie steht für die Einmaligkeit und Unverwechselbarkeit jedes Menschen. In allen Menschenrechtserklärungen wird sie daher an erster Stelle genannt, so auch im Artikel 1 des Grundgesetzes der Bundesrepublik Deutschland: „Die Würde des Menschen ist unantastbar."

Die unbedingte Achtung der Würde beinhaltet sowohl die Achtung der Autonomie wie die Verpflichtung zur Fürsorge.

Die **Autonomie** ist die bedeutendste Ausdrucksform menschlicher Würde. „Jeder Mensch hat das Recht auf freie Entfaltung seiner Person.“ (GG Art. 2) Freiheitsrechte (also Autonomierechte) gelten für alle Menschen gleichermaßen und dürfen nur dort und insoweit eingeschränkt werden, wo sie mit den Freiheitsrechten anderer kollidieren. Autonomie drückt das Recht auf Selbstbestimmung aus, wonach ein Mensch selbst entscheiden darf, was er will bzw. nicht will. Im ethischen Sinne bezieht sich der Begriff der Autonomie umfassend auf den Menschen in seinem individuellen Lebensentwurf, der nicht nur Freiheit von etwas sucht, sondern sich auch freiwillig an bestimmte Grundsätze oder Werte bindet.

Wer die Autonomie anderer achtet, darf die Verpflichtung zur Fürsorge nicht aus den Augen verlieren. Wer für andere sorgt, darf die Verpflichtung zur Achtung ihrer Autonomie nicht außer Acht lassen.

Fürsorge bedeutet, für jemanden oder etwas Sorge tragen. Selbstsorge, die Bereitschaft, mit sich selbst freundlich zu sein, das eigene Wohl wie die eigenen Grenzen ernst zu nehmen, ist die notwendige Voraussetzung zu einer richtig verstandenen Fürsorge gegenüber anderen. Selbstsorge und Fürsorge bedingen sich gegenseitig. Jeder Mensch ist zu unterschiedlichen Zeiten in unterschiedlichem Maße auf die Fürsorge anderer angewiesen. Die Voraussetzung jeglicher Fürsorge, ob individuell, institutionell oder staatlich geleistet, besteht aus ethischer Sicht darin, die Autonomie (und damit die Würde) der betreffenden Person zu achten und zu schützen. Das bedeutet, einer pflegebedürftigen – also abhängigen – Person eine freie und autonome Existenz zu ermöglichen, und zwar zu jedem Zeitpunkt seiner Krankheit, nicht nur für eine oft unbestimmte Zukunft.

Nicht der Wille eines Patienten (seine Autonomie) ist begründungsbedürftig, sondern die Einschränkung eben dieses Willens.

Das gilt auch für demenziell oder psychisch erkrankte Menschen bzw. für Patientinnen, die vorübergehend oder dauerhaft nicht über Bewusstsein verfügen (z. B. in Narkose oder im Koma).

Die Pflege ist ein Beruf, in dem die Sorge für andere einen zentralen Stellenwert hat. Gleichzeitig gilt es, die Würde des anvertrauten Menschen zu schützen und zu achten. Dies geschieht dadurch, dass die Pflege in ihrem professionellen Handeln den Willen der Patientinnen grundsätzlich ernst nimmt und nicht qua Expertenwissen dagegen arbeitet. Das Vertrauen der Patienten in die Pflegenden ist eine nicht zu unterschätzende Ressource; wird dieses Vertrauen durch falsch verstandene Fürsorge (z. B. durch Zwang oder Täuschung) zerstört, erschwert dies die Pflegebeziehung ganz erheblich.

In den vielen Fällen, in denen es berechtigte Zweifel darüber gibt, wie autonom ein ausgedrückter Wille tatsächlich ist, gilt es sorgfältig abzuwägen, bei welcher Vorgehensweise der größere Schaden entstehen könnte. Eine hilfreiche Möglichkeit, diese schwierigen Situationen adäquat zu besprechen, bietet etwa eine →Ethikberatung, entweder im Rahmen des bereits bestehenden →Ethikkomitees oder durch externe Ethikberaterinnen.

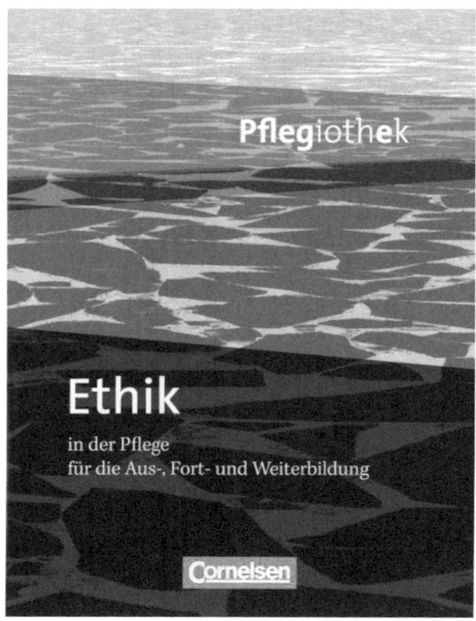

Timo Sauer , Arnd T. May: Ethik in der Pflege, Cornelsen, Berlin 2011.

1.5.2 Aufklärung der Patienten

Voraussetzung für autonome Patientenentscheidungen ist immer ein möglichst genaues Wissen um die Erkrankung und ihrer Folgen. Eine frühzeitige und aufrichtige Aufklärung über das Krankheitsbild sowie das Pro und Kontra invasiver Beatmung ist zwingend notwendig, um der Patientin eine echte Entscheidung zu ermöglichen. Neben den reinen Langzeitüberlebenschancen müssen auch Fragen der Lebensqualität sowie individuelle, soziale, kulturelle und religiöse Aspekte berücksichtigt werden. Aufrichtigkeit und Selbstbescheidung der Behandler sind notwendige Grundlagen der Patientenaufklärung.

Sollte die Patientin nicht in der Lage sein, aufgrund ihrer Erkrankung selbst zu entscheiden, erfolgt die gewissenhafte und ehrliche Aufklärung gegenüber der Bevollmächtigten oder dem Betreuer. Sie sind die Personen, die dann nach dem Willen der Vollmachtgeberin bzw. der Betreuten zu entscheiden bzw. möglicherweise vorhandene Patientenverfügungen umzusetzen haben.

1.5.3 Patientenverfügung

Menschen, die beatmungspflichtig sind, haben – in Abhängigkeit von dem zugrunde liegenden Krankheitsbild – häufig eine deutlich verkürzte Lebenszeit. Außerdem sind sie chronisch schwer krank, akute Krisen oder dauerhafte Verschlechterung sind grundsätzlich jederzeit zu erwarten. Auch gibt es vereinzelt Patienten, die sich nach längerer Zeit für einen Behandlungsabbruch entscheiden – das bedeutet in diesen Fällen die Beendigung der Beatmungstherapie oder der Ernährung bzw. von beidem.

Soweit diese Patientinnen (noch) ansprechbar sind, haben sie in aller Regel recht klare Vorstellungen, was in welchen Fällen zu geschehen hat. Was sie wollen bzw. nicht wollen, ist Ausdruck ihres tatsächlichen Willens, der unbedingt befolgt werden muss.

Dieser Wille bedarf einer frühzeitigen Kommunikation zwischen der Patientin, den Vorsorgebevollmächtigten/Betreuern, Angehörigen, dem betreuenden Arzt und dem Pflegeteam. Auch wenn es schwierig erscheint, offen darüber zu sprechen – zumal wenn unterschiedliche Positionen auftauchen: Nicht darüber sprechen kann im Notfall zu problematischen Situationen führen, die nicht immer dem Willen des betroffenen Patienten folgen. Aber Grundlage jeder medizinisch-pflegerischen Maßnahme muss der Wille der Patientin sein, unabhängig davon, ob sie direkt ansprechbar ist oder ob eine →Patientenverfügung nach § 1901 a BGB vorliegt.

Solange die Patienten ansprechbar sind, können sie sich selbst zu Maßnahmen äußern. Allerdings verschlechtert sich bei etlichen Beatmungspatienten der Gesamtzustand oft schleichend, ohne dass ein akuter Notfall eintreten würde. Aus diesem Grund ist es ausgesprochen sinnvoll und hilfreich, bereits bei Übernahme einer Patientin zu klären, ob bereits eine Patientenverfügung vorliegt bzw. die Ausstellung einer Patientenverfügung anzuraten. Auch eine →Vorsorgevollmacht bzw. →Betreuungsverfügung erweist sich in der Praxis als durchaus hilfreich.

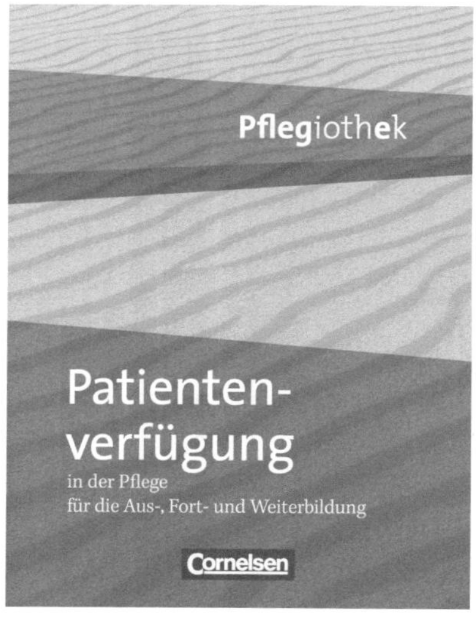

Irmgard Hofmann: Patientenverfügung in der Pflege, Cornelsen, Berlin 2011

1.5.4 Behandlungsabbruch

Zu den aus pflegerischer Sicht besonders schwierigen Situationen zählt der **Behandlungsabbruch**. Er ist definiert als

> „Sterbehilfe durch Unterlassen, Begrenzen oder Beenden einer begonnenen medizinischen Behandlung." Er ist „gerechtfertigt, wenn dies dem tatsächlichen oder mutmaßlichen Patientenwillen entspricht".
>
> — *Urteil des Bundesgerichtshofes (BGH vom 25. Juni 2010)*

In der Praxis kann das bedeuten, dass nach einigen Monaten oder Jahren der Beatmungspflege ein Patient oder dessen rechtmäßiger Vertreter den Behandlungsabbruch fordert. Entweder soll die Beatmung eingestellt werden oder die künstliche Ernährung bzw. beides zusammen. Diesem Wunsch nach Behandlungsabbruch muss – nach entsprechend ausführlichen Gesprächen und Beratungen – unbedingt Folge geleistet werden. Das gebietet die Achtung vor der Autonomie des Patienten, und zwar sowohl ethisch wie rechtlich.

Für die Pflegenden ist ein Behandlungsabbruch unter Umständen schwer auszuhalten, vor allem wenn sich das Sterben trotz Behandlungsabbruch über Tage oder Wochen hinzieht, was vorkommen kann.

Die objektiv bestehende psychische Belastung der Pflegenden darf aber nicht dazu führen, den Behandlungsabbruch zu blockieren, sondern sie muss in professioneller Weise z.B. im Rahmen einer →Teamsupervision aufgearbeitet werden.

1.5.5 Sterbebegleitung

Selbstverständlich sollten der Behandlungsabbruch wie auch krankheitsinduzierte Sterbeprozesse mit allen gegebenen palliativen Maßnahmen begleitet werden. Dazu gehört eine effiziente Schmerzbehandlung ebenso wie möglicherweise eine palliative Sedierung auf Wunsch der Patientin. Die Unterstützung durch ein →SAPV-Team kann im Einzelfall hilfreich sein.

2 Psychosoziale Grundlagen

Die außerklinische Beatmungspflege ist ein Teilbereich der Intensivpflege. In der Intensivpflege steht normalerweise die Überwachung von Symptomen sowie ein kurativer Therapieansatz im Vordergrund.

Die außerklinische Beatmungspflege ist aber auch ein Teilbereich der Versorgung chronisch kranker Menschen, bei denen Heilung nicht mehr zu erwarten ist. Bei chronisch kranken Menschen stehen Krankheitsbewältigung, die Integration der Beeinträchtigung in die eigene Biografie, die Verbesserung der Lebensqualität, die eigenen Wünsche und Ziele der pflegebedürftigen Menschen sowie deren Angehörigen im Zentrum der pflegerischen Versorgung [→Kap. 8.1].

Die Komplexität, die sich aus der Verbindung einer invasiven überlebensnotwendigen, aber nicht heilenden Therapie einerseits, und deren Integration in den familiären und beruflichen Alltag andererseits ergibt, wird in aller Regel unterschätzt. Sowohl Angehörige wie Pflegende neigen dazu, ihr Augenmerk primär auf die therapeutischen und pflegerischen Bedürfnisse des Patienten zu richten – und blenden oft (zu) lange die psychosozialen Bedürfnisse und Auswirkungen der Umgebung aus.

Beispielsweise kann sich eine Partnerin nicht vorstellen, was es bedeutet, neben dem beatmeten Partner fremde Pflegepersonen, teilweise rund um die Uhr, 24 Stunden am Tag, 365 Tage im Jahr im Haus zu haben. Tatsächlich wird diese Erfahrung im Laufe der Zeit regelhaft zu einer schweren Belastung – mit allen Auswirkungen auf die Beziehung zwischen Angehörigen, Patienten und Pflegenden. Ähnlich problematisch sind Konkurrenz- und Eifersuchtsbeziehungen zwischen Müttern/ Vätern und Pflegefachpersonen, wenn es um die Versorgung von Kindern geht. Beides lässt sich auch in der Partnerversorgung feststellen.

Die Berücksichtigung von Krankheitsverlaufskurven chronisch kranker Menschen sowie einer familiensystemischen Rollen- und Aufgabenverteilung zählt zu den Aufgaben einer professionellen pflegerischen Unterstützung.

2.1 Verlauf und Auswirkungen einer chronischen Krankheit

In Deutschland gehen mittlerweile 60 % aller Erkrankungen in chronische Verläufe über. Meist betrifft dies Krankheitsbilder, an denen die Menschen früher starben. Heute können die Menschen mit den gleichen Krankheitsbildern dank des medizinisch-technischen Fortschritts teilweise noch viele Jahre bis Jahrzehnte leben. Zu ihnen zählen regelhaft auch jene Menschen, die beatmet werden.

Corbin und Strauss untersuchten 1994, wie chronisch kranke Menschen und ihre Familien (speziell die Partner) mit den mehrfachen Herausforderungen kämpfen, die eine schwere chronische Krankheit mit sich bringt und welche Anpassungsleistungen sie erbringen müssen. Sie entwickelten daraus das Modell der Krankheitsverlaufskurven (Illness Trajectory). Damit wird nicht nur der rein medizinische Krankheitsverlauf beschrieben, sondern die „Gesamtorganisation der Arbeit, die in diesem Verlauf geleistet wird und die Belastung derjenigen, die an dieser Arbeit und ihrer Organisation beteiligt sind." (Corbin & Strauss, S. 50)

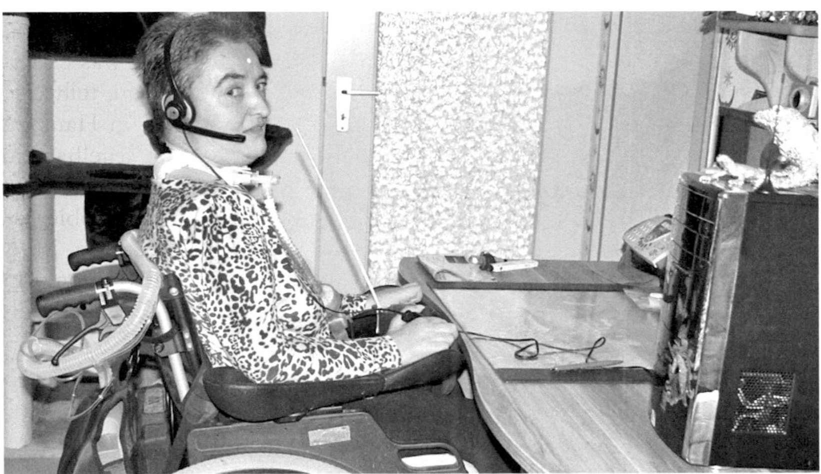

Beatmungspatientin im Alltag

2.1.1 Formen und Phasen von Verlaufskurven chronischer Erkrankungen

Krankheitsverlaufskurven hängen nie nur von dem jeweiligen Krankheitsbild ab. So hat zwar jedes Krankheitsbild einen klinisch relativ spezifischen pathophysiologischen Verlauf, aber der ist teilweise abstrakt bzw. bildet nur teilweise das individuelle Geschehen ab.

Zu einer ganz persönlichen Verlaufskurve wird dieser abstrakte Verlauf erst durch die individuelle leibliche Reaktion der Patientin, eingebettet in deren biografische Geschichte sowie in immer einzukalkulierende aktuelle Schicksalsschläge und deren psychischer Verarbeitung.

Entsprechend können Krankheitsverlaufskurven zunächst nur vage und in Abhängigkeit vom bisherigen Stand der Diagnose erstellt werden und müssen bis zuletzt offen gehalten werden für mögliche Veränderungen.

Grundsätzlich gibt es bei chronischen Erkrankungen verschiedene Verläufe (Formen) mit unterschiedlichen Phasen der Erholung, Einbrüche, Auf- und Abwärtsbewegungen bis zum Tod. In den Verläufen spiegelt sich die „Arbeit" wider, die zur Bewältigung der Erkrankung und ihrer Auswirkungen erforderlich ist. Diese Arbeit ist primär von den Patienten, aber auch von den Angehörigen sowie den Pflegepersonen zu leisten.

Die Form der Verlaufskurve ergibt sich aus den verschiedenen Phasen von Stabilität, Einbruch, Aufwärts- und Abwärtstendenzen. Diese sind von unterschiedlicher Dauer und hängen einerseits von dem Krankheitsbild und andererseits von den individuell zur Verfügung stehenden Bewältigungsmöglichkeiten (Copingstrategien) ab. Im Folgenden werden vier häufige Verlaufsformen dargestellt, wie sie auch bei Corbin und Strauss zu finden sind.

Verlaufsform 1: Nach der Akutphase überwiegend stabiler Verlauf mit mehr oder weniger heftigen Einbrüchen, aber ohne Abwärtstendenzen; ermöglicht in der Regel eine relativ gute Anpassung an die veränderte Situation.

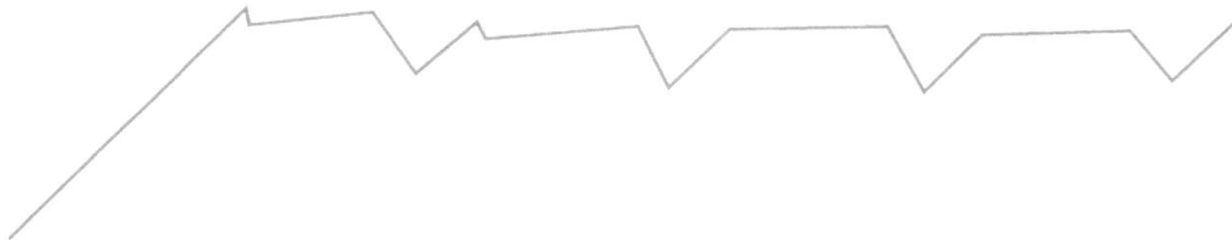

Beispiel: Patient nach hohem Querschnitt [→Kap. 4.3.7] mit Beatmungspflichtigkeit. Einbrüche sind gelegentliche Infektionen.

Verlaufsform 2: Nach einer heftigen akuten Erkrankung kommt es über Behandlung und Rehabilitation zunächst zu einer gewissen Erholung. Die Hoffnung, alles werde wie vorher, geht aber bald über in die Erkenntnis, dass die Lebensgestaltung dauerhaft verändert bleibt – angepasst an ein manchmal deutlich niedrigeres Niveau als vor dem Ereignis.

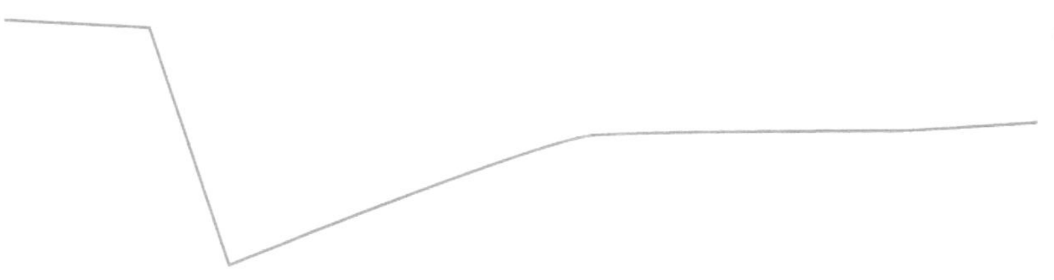

Beispiel: Schwerer Apoplex [→Kap. 4.3.8] mit zumindest intermittierend erforderlicher Beatmung und dauerhaften Schluckstörungen

Verlaufsform 3: Kurze Erholung nach einer akuten Phase mit anschließend steilen Abwärtsverlauf bis zum Tode. Dieser Verlauf erfordert höchste Anpassungsleistungen. In der Phase der Erholung wächst schnell die Hoffnung, dass es sich nur um ein vorübergehendes Ereignis handelt. Umso schwerer wiegen die folgenden Einbrüche und der schnelle Verlauf bis zum Tod.

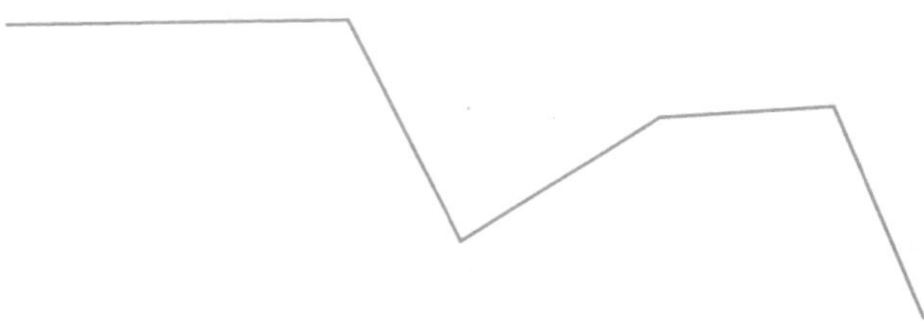

Beispiel: Exazerbation einer schweren COPD [→Kap. 4.2.1], z. B. durch einen ausgeprägten Infekt

Verlaufsform 4: Diese Verlaufsform tritt bei vielen neuromuskulären Erkrankungen auf; das System ist einerseits relativ stabil. Andererseits führen mehr oder minder regelmäßige Abwärtsschübe (die nicht unbedingt sofort bemerkt werden) zu einer allmählichen Verschlechterung bis zum Tod.

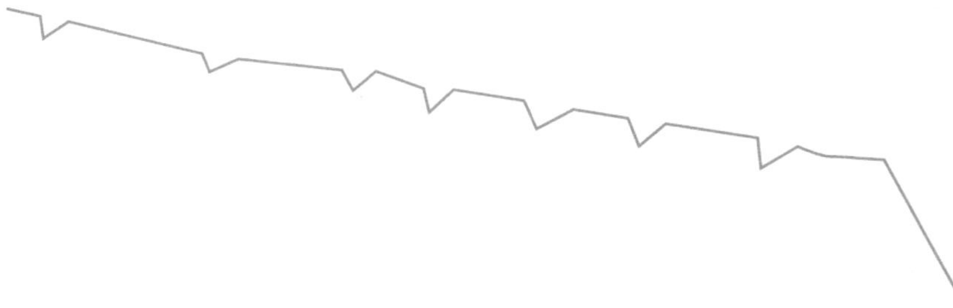

Beispiel: Amyotrophe Lateralsklerose ALS [→Kap. 4.3.1]

2.1.2 Verlaufskurvenplan

Krankheitsverläufe können zumindest teilweise mithilfe eines Verlaufskurvenplans mitgestaltet werden. Dies ist möglich, wenn „die Diagnose einigermaßen gesichert ist und Lücken in der Information über die individuelle physiologische Reaktion auf die Krankheit geschlossen sind.“ (Corbin & Strauss, S. 51)

Ziel des Planes ist es, „die Symptome zu bewältigen und den Verlauf der Krankheit zu kontrollieren.“ Wie der Plan gestaltet wird und wie gut er funktioniert, „hängt zu einem Großteil von der Art der chronischen Krankheit, der Eindeutigkeit der Diagnose, der verfügbaren Technik zur Behandlung der Krankheit, der physiologischen Reaktion des Kranken auf diese Behandlung ab und auch davon, wie gut der Plan in der Familie ausgeführt wird bzw. werden kann“ (Corbin & Strauss, S. 51). Eine große Bedeutung haben zudem die externen Unterstützungsmöglichkeiten.

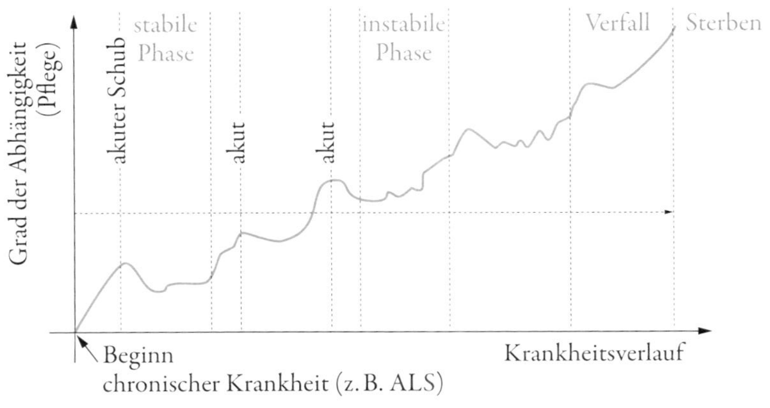

Verlaufskurvenplan mit Intensität der Pflegeinterventionen bei ALS

Die verschiedenen – oben beschriebenen – Phasen erfordern von den Pflegenden jeweils andere Unterstützungsangebote.

Während der **stabilen Phasen** unterstützen die Pflegefachkräfte die erkrankte Person darin, das Leben so normal und abwechslungsreich wie möglich zu gestalten bzw. deren biografischen Rhythmus zu erhalten.

In akuten **Notfallsituationen** bedarf es einer professionellen Krisenintervention zur Behebung der Notlage [→Kap. 9]. Im **Aufwärtstrend** gilt es, die Patientin und ihre Familie positiv zu begleiten. **Abwärtsphasen** sind – wenn möglich – zu stoppen bzw. wenn diese Möglichkeit nicht gegeben ist, die damit verbundenen Trauerreaktionen des Patienten und seiner Angehörigen in angemessener Form zu begleiten.

Während der **instabilen Phasen** sind Unsicherheiten auszuhalten. Patientinnen und Angehörigen sollten nicht durch allerlei laut ausgesprochene Überlegungen der Pflegenden zusätzlich verunsichert werden. Die wichtige Ursachensuche bzw. mögliche Behandlungsangebote gehören in die Teambesprechung oder in das Arztgespräch.

Wenig hilfreich ist es, wenn sich professionell Pflegende mit Patient und Angehörigen identifizieren und damit selbst handlungsunfähig werden. Der Respekt vor dem kranken Menschen und seinem direkt betroffenen Umfeld gebietet es, hier bei aller Aufmerksamkeit und Empathie die professionelle Distanz zu wahren und sich der eigenen Rolle als Begleiterin bewusst zu bleiben [→Kap. 8.1].

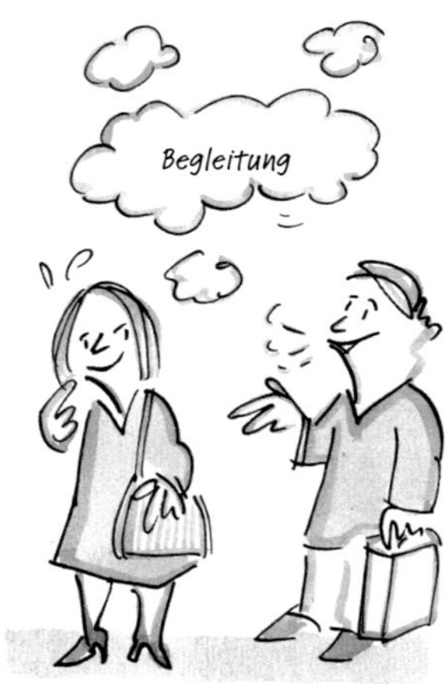

2.2 (Familien-)systemische Betrachtungsweise

Familienmitglieder (Partner, Eltern, Kinder, Geschwister) sind die wichtigsten Bezugspersonen für kranke Menschen. Allerdings erweitert sich der Kreis der Angehörigen im Zuge veränderter Lebensweise (Singlehaushalte, Patchwork-Familien) zunehmend in Richtung Freundschaften. Enge Freunde sollten daher in die familiensystemische Betrachtung mit einbezogen werden.

Bei der (familien-)systemischen Betrachtungsweise werden Familien als offene soziale Systeme gesehen. Die einzelnen Mitglieder stehen in ständiger dynamischer Wechselwirkung zueinander und versuchen, das Familiensystem in Balance zu halten. Dabei haben alle Familienmitglieder mehr oder weniger feste Rollen und Aufgaben.

Zusätzlich steht das Familiensystem in permanenter Interaktion (Wechselbeziehung) mit seiner Umwelt, wozu neben Freunden die weitere Verwandtschaft, Nachbarn, Kollegen, Vereins- oder Gemeindemitglieder zählen.

Wird ein Familienmitglied chronisch krank, hat das erhebliche Auswirkungen auf das Gesamtsystem. Rollen, Aufgaben, Beziehungen verändern sich, die Balance des Systems gerät – auf jeden Fall vorübergehend, bei schweren chronischen Erkrankungen auch langfristig – ins Wanken und wird (vorübergehend oder dauerhaft) instabil.

Das Familiensystem steht nun vor der Aufgabe, zu einer Neuausrichtung zu finden, die der Bewältigung der Krankheit und ihrer Auswirkungen dient. Die Aushandlung von Kooperationsformen und Vereinbarungen bedeutet ein hohes Maß an Organisations- und Kommunikationsarbeit. Dabei ist es normal, dass die Neuausrichtung begleitet wird von Fehlschlägen, inaktiven Phasen und der mühsamen Suche danach, wie Alltagsbewältigung, biografische Lebensgestaltung und krankheitsbezogene Arbeit bei begrenzten Ressourcen künftig koordiniert und aufrechterhalten werden können.

Das National Cancer Institut in den USA hat folgende Phasen des familiären Copings (Bewältigungsstrategien) ausgemacht:

1. Belastung und Erschütterung der gesamten Familie
2. Funktionaler Zusammenbruch der Familie (d.h. die Rollen- und Aufgabenverteilung stimmt nicht mehr)
3. Meinungsbildung und Suche nach Zusammenhängen
4. Information Außenstehender, Umgang mit den emotionalen Reaktionen anderer
5. Ausleben starker Gefühle
6. Um- und Neuorganisation innerhalb der Familie
7. Wiederbeleben früherer Erfahrungen

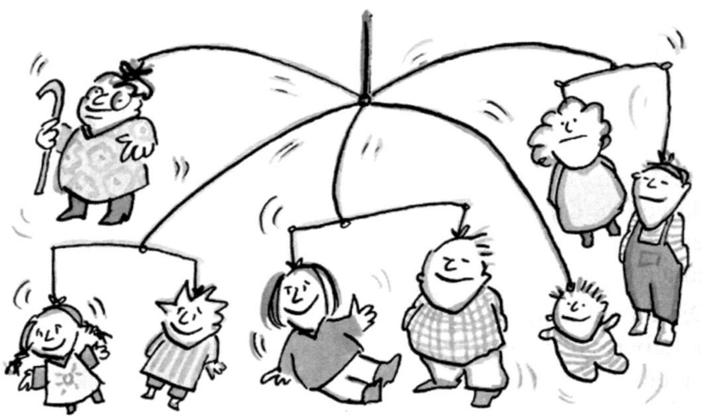

2.3 Die Situation der Patientinnen

Beatmungspflichtige Erkrankungen können in jedem Lebensalter auftreten und treffen auf sehr unterschiedliche Lebenssituationen. Die folgenden Ausführungen können nur einen Überblick anbieten und sollen anregen, sich für die jeweils individuell betroffene Person und deren Angehörigen und engen Freunde im Familiensystem zu öffnen.

2.3.1 Ressourcen und Kompetenzen

Beatmungspflichtige Patienten sind chronisch kranke Menschen, die in aller Regel gut über ihr Krankheitsbild und dessen Folgen und Prognosen informiert sind. Ausnahmen sind Kleinkinder bzw. Menschen mit sehr eingeschränktem Bewusstseinszustand.

Die Betroffenen sind Experten in ihrem individuell-subjektiven Erleben. Obwohl bei einigen Patienten die Tracheotomie mit anschließender Beatmung aus einer Notfallsituation heraus geschieht, ohne vorherige Aufklärung, schätzen viele Patienten ihre eigene Lebensqualität auch unter jahrelanger Beatmung teilweise sehr gut ein. Kinder nehmen ihre Abhängigkeit von der Beatmung zwar als Behinderung wahr, erleben die Beatmung aber gleichzeitig als positive Möglichkeit der aktiven Teilnahme am familiären und sozialen Leben. Beide Erfahrungen stehen nicht selten im Kontrast zu der Meinung Außenstehender, zu denen auch Ärzte und Pflegende zählen.

Die Fähigkeit der Patientinnen, ihre Erkrankung und deren Folgen in ihr Leben zu integrieren, ist individuell verschieden. Fast allen aber ist gemein, dass sie wissen, was sie für sich haben wollen bzw. was nicht. Sie legen großen Wert auf ihre Autonomie [→Kap. 1.5.1], treffen ihre Entscheidungen selbst und übernehmen damit Eigenverantwortung. Manche Entscheidungen stimmen nicht mit jenen überein, wie Pflegende sie treffen würden, was zu Konflikten führen kann. Gefragt ist daher eine empathische Kommunikation, die sich auf das Selbstverständnis der Betroffenen einlässt [→Kap. 8.1].

2.3.2 Probleme (individuelle, räumlich-zeitliche, Beziehungsebene)

Individuelle Gegebenheiten

Die individuellen Gegebenheiten sind so vielfältig wie die Menschen selbst. Insofern können nur einige Punkte im Überblick dargestellt werden:

- Welches **Krankheitsbild** liegt zugrunde, mit oder ohne progredientem Verlauf?
- Je nach zugrunde liegendem Krankheitsbild spielen Schmerzen oder erhebliche Bewegungseinschränkungen eine nicht zu unterschätzende Rolle.
- Die →Kommunikationsmöglichkeiten reichen von mäßig eingeschränkt bis nahezu vollständig aufgehoben – mit den entsprechenden Folgeproblemen.
- Kinder scheinen sich leichter an die Gegebenheiten anzupassen als etwa junge Erwachsene oder ältere Menschen.
- Es sind auch **geschlechtsspezifische** Unterschiede festzustellen. So scheinen Frauen sich leichter mit den Einschränkungen abfinden zu können als Männer; letztere neigen eher dazu, dass es jetzt zu Ende gehen soll.
- **Kulturelle** Unterschiede spielen ebenfalls eine große Rolle. Religiös gebundene Menschen zeigen teilweise eine andere Einstellung zur ihrer Krankheit als nicht religiöse Menschen. Menschen mit muslimischem Hintergrund überlassen Entscheidungen zur eigenen Person eher der Familie als Anders- oder Nichtgläubige.
- Ein öfter geäußerter **Sterbewunsch** steht manchmal in auffälligem Kontrast zu der Bereitschaft, zusätzliche lebensverlängernde Therapiemaßnahmen zu akzeptieren bzw. zu suchen (z. B. Ernährung über PEG-Sonde).
- Etwas ältere **Kinder und Jugendliche** haben oft damit zu kämpfen, sich eine gewisse Selbstständigkeit, einen eigenen Freiraum gegenüber der Sorge und Unterstützung ihrer Eltern zu erarbeiten.

Räumliche und zeitliche Probleme

Die räumlichen Probleme sind abhängig davon, ob der Patient zu Hause, in der Wohngruppe oder im Heim lebt. Jedenfalls nimmt die Versorgung einer Beatmungspatientin viel Raum ein. Es bedarf eines Zimmers, in dem das Pflegebett, die beatmungspflegerische Grundausstattung [→Kap. 5.7], diverse Hilfsmittel, aber auch persönliche Dinge Platz haben. Außerdem sollten die Räumlichkeiten behindertengerecht umgebaut sein. Während Wohngruppen und Heime letzteres weitgehend gewährleisten, sieht dies zu Hause oft anders aus. Eine 24-Stunden-Pflege in kleinen Wohnungen mit mehreren Familienmitgliedern stellt hohe Anforderungen an alle Beteiligten.

Zeitliche Probleme im Sinne einer Zeitknappheit sind bei Menschen mit außerklinischer Beatmung eher selten. Sie spielen dann eine Rolle, sofern die betreffende Person weiterhin berufstätig ist. Dagegen können Langeweile bzw. die Aussicht auf scheinbar endlos lange Tage Ungeduld oder eine gereizte bzw. depressive Stimmung auslösen.

Beziehungsebene

Die Beziehungsgestaltung der Patientin ist von verschiedenen Faktoren abhängig:

- Wie wird die chronische Erkrankung mit all ihren Einschränkungen verarbeitet [→Kap. 2.1]
- Wie weit ist die **Auseinandersetzung** mit den eigenen Einschränkungen bzw. einem absehbaren Tod fortgeschritten? (→Trauerphasen)
- Welche Rolle im Familiensystem hatte die betroffene Person in gesunden Tagen – wie kommt sie mit der jetzigen Rolle zurecht [→Kap. 2.2]?
- Wie wurden Beziehungen vor der Krankheit gestaltet?
- Sind die früher engsten Bezugspersonen auch heute noch entscheidend?
- Welche Formen von →Kommunikation sind (noch) möglich?
- Welche Unterstützung durch Freunde und das soziale Netz gibt es und wie ist die Beziehung zu ihnen?
- Welche professionellen Unterstützungsangebote gibt es?

2.3.3 Folgerung für das eigene Handeln

Ein chronischer Krankheitsverlauf erfordert im Rahmen der gegebenen Möglichkeiten die Übernahme von Verantwortung durch die betroffenen Personen selbst. In der Akutphase einer Krankheit und bis zur Feststellung der endgültigen Diagnose werden sowohl von den Patienten wie ihren Angehörigen alle Ressourcen in die Bewältigung der Erkrankung und deren Folgen gesteckt.

Kommt es zu einem chronischen Verlauf, müssen die Ressourcen neu aufgeteilt werden. Auch beatmungspflichtige Patienten können oft noch lange berufstätig sein, es hängt von ihrer Tätigkeit ab. Eines der berühmtesten Beispiele ist der britische Physiker Stephen Hawking. Er leidet seit 1963 an einer juvenilen Form der ALS [→Kap. 4.3.1], ist seit 1968 rollstuhlpflichtig und seit 1985 beatmet. Dennoch hatte er bis 2009 einen Lehrstuhl für Mathematik in Cambridge inne. Dies ist möglich, weil er die finanziellen und sozialen Ressourcen für eine weitreichende Unterstützung hat.

Das gilt nicht für alle Menschen. Die wichtigste Ressource ist für die meisten Menschen die Familie und hier in der Regel die Partnerin. Wenn sie selbst berufstätig ist bzw. sein muss, vielleicht auch noch Kinder im Haushalt leben, dann ist eine sorgfältige Aufgabenverteilung unerlässlich. Dazu gehört für den Patienten – im Rahmen der individuellen Möglichkeiten – die Übernahme von Selbstverantwortung und auch von Aufgaben, die trotz chronischer Erkrankung noch ausgeführt werden können, wie z. B. Unterstützung bei der Kindererziehung. Den Angehörigen sollte dahingehend Mut gemacht werden, dass sie im Zuge der Kompetenzerhaltung und auch der Selbstpflege bereit und willens sind, dem kranken Partner nicht alle Aufgaben abzunehmen, nur weil sie vielleicht langsamer oder anders als gewohnt durchgeführt werden.

Möglich wird eine veränderte Ressourcenverteilung am ehesten dann, wenn nicht nur die Patientinnen, sondern auch die Angehörigen in der Lage sind, die Krankheit als Teil ihrer (Familien-)Biografie zu verstehen und damit gemeinsam neue Zukunftsvorstellungen zu entwerfen.

2.4 Die Situation der Angehörigen

Die Angehörigen beatmungspflichtiger Menschen tragen – wie so oft bei chronischer Erkrankung – die größte Last. Einer Übersichtsstudie von Geiseler et al. aus dem Jahr 2010 zufolge kann die Lebensqualität der Patienten durch die Beatmung in der Regel wesentlich verbessert werden. Dagegen zeigen sich bei Angehörigen positive wie negative Effekte im Zusammenhang mit der Beatmungspflege zu Hause. Einerseits kann das Familienleben fortgesetzt werden, andererseits bedeutet die ständige Pflege (z. B. des Kindes oder des Partners) eine starke Belastung bzw. Überlastung der pflegenden Angehörigen.

Angehörige neigen dazu, ihre eigene Gesundheit in der Sorge um den Patienten erheblich zu vernachlässigen. Sie mobilisieren all ihre Kräfte, um dem Kranken so weit wie möglich beizustehen und erleben sich in nahezu allen Belangen nur noch an zweiter bzw. letzter Stelle stehend. Sind neben der kranken Person auch noch (weitere) Kinder zu versorgen oder ist aus finanziellen Gründen eine Berufstätigkeit unerlässlich, dann nimmt die Beanspruchung häufig ein Maß an, das die Kräfte der Angehörigen auf Dauer übersteigt und sie riskieren, selbst krank zu werden – was sie aber um der anderen willen eher zu ignorieren suchen.

Ist bei der Pflege zu Hause ein Pflegeteam zur Unterstützung eingesetzt, so kümmert sich das Behandlungsteam in erster Linie um den Patienten und nimmt zugleich die angebotenen Ressourcen der Angehörigen gern in Anspruch. Gleichzeitig geben die Angehörigen damit einen großen Teil ihrer Privatsphäre auf, weil Räume wie Küche und Bad auf jeden Fall von den Pflegenden mitgenutzt werden.

In der Sorge um den kranken Menschen finden sie zudem oft keine Zeit und Kraft mehr für ihre persönlichen Interessen und Hobbys – und verlieren damit wichtige Ressourcen der Selbstsorge.

2.4.1 Ressourcen und Kompetenzen

Grundsätzlich sind die Angehörigen und Freunde die wichtigsten Bezugspersonen und Unterstützer der Menschen mit Beatmungstherapie. Zusätzlich sind sie – abhängig von Lebensalter und Krankheitsbild der Betroffenen – meistens auch die eingesetzten Entscheidungsträgerinnen (Bevollmächtigte/Betreuer) bzw. bei Kindern die natürlichen Entscheidungsträger.

Sie kennen den chronisch kranken Menschen im Gegensatz zum Pflegeteam auch in gesunden Tagen, sie wissen um Vorlieben, Abneigungen und versteckte Ressourcen. Das Krankheitsbild mit all seinen Folgen ist ihnen ebenso vertraut wie den Betroffenen selbst. Sie leisten zudem im Regelfall die Abwicklung des Behördenverkehrs, der Kosten, übernehmen die komplette Haushaltsführung usw. Im Rahmen des familiären Zusammenhalts fühlen sie sich verpflichtet, den größten Teil der Arbeitsbelastung zu übernehmen. Sie tragen durch die Aufrechterhaltung des Familiensystems in einer Weise zur Stützung der Psyche des kranken Partners oder Kindes bei, wie professionell Pflegende dies niemals könnten – auch weil ihnen der biografische Zusammenhang fehlt.

Viele Angehörigen sind gern bereit, bei der Körperpflege mitzuarbeiten bzw. sie zeitweilig komplett zu übernehmen (Rückzugspflege [→Kap. 3.3.3]), sofern sie vom Pflegeteam gut eingearbeitet werden. Das gilt insbesondere für Eltern kleinerer Kinder. Allerdings sollten Pflegende daraus nicht ableiten, dass die Angehörigen die Pflege übernehmen sollen und sie selbst nur zur Kontrolle da seien. Um hier mögliche Missverständnisse zu vermeiden, ist eine empathische Kommunikation unerlässlich [→Kap. 8.1].

Die Angehörigen gewährleisten auch in schwierigen Zeiten die Aufrechterhaltung des biografischen Zusammenhalts der beatmeten Patientin, wenn diese selbst dazu nicht mehr in der Lage ist.

2.4.2 Probleme (individuelle, räumlich-zeitliche, Beziehungsebene)

Die oft gleichermaßen geforderten wie angebotenen Ressourcen der Angehörigen sind zugleich ein erheblicher Belastungsfaktor.

Individuelle Probleme

Die individuellen Probleme der Angehörigen oder Freunde können so vielgestaltig sein wie jene der Kranken. Denkbare Bereiche sind:

- Die chronische Erkrankung des Partners/der Freundin/des Kindes nicht akzeptieren können.
- Den Arbeitsplatz, die Haushaltsführung und die Unterstützung der erkrankten Person gleichzeitig managen zu müssen.
- Die Angst um die finanzielle Zukunft, wenn die Ersparnisse aufgebraucht oder der Arbeitsplatz aufgegeben werden muss, um einen Teil der Pflege übernehmen zu können.
- Die deutliche Einschränkung des eigenen selbstbestimmten Lebens, weil (zumindest anfangs) alles an den Bedürfnissen der kranken Person orientiert wird.
- Das Aufgeben eigener Interessen und Hobbys zugunsten der Versorgung und Begleitung der kranken Person.
- Die physische Belastung durch ungewohnte und nicht gelernte Pflegetätigkeit, insbesondere bei der Rückzugspflege [→Kap. 3.3.3].
- Der Verschleiß der eigenen physischen und psychischen Ressourcen, weil keine Möglichkeit zur eigenen Regeneration gefunden wird.
- Die Ehe- oder Lebenspartnerin nicht mehr als Partnerin im eigentlichen Sinne zu haben, sondern als Menschen zu erleben, der zusätzliche Ressourcen abruft.
- Häufig deutlich eingeschränkte Kommunikationsmöglichkeiten mit der beatmungspflichtigen Person.
- Ein schlechtes Gewissen, weil man selbst gesund ist.
- Mangelndes Vertrauen in die Fähigkeiten des Pflegeteams z. B. aufgrund schlechter Erfahrungen.

Räumlich-zeitliche Probleme

Räumliche Probleme sind zu Hause immer zu erwarten. Oft sind die Wohnungen klein und der Platzbedarf für Patient und Grundausstattung [→Kap. 5.7] ist groß. Eine Trennung zwischen Patientenräumen und eigenen Privaträumen ist nur selten gegeben. Bei der 24-Stunden-Pflege nutzt das Pflegeteam häufig alle Räume mit Ausnahme des ehelichen Schlafzimmers. Für die Angehörigen bleibt oft nur dieses Zimmer als Rückzugsort.

Zeitliche Probleme ergeben sich aus der Mehrfachbelastung der Angehörigen und Freunde. Auch wenn die Patientin sich in einer Wohngruppe oder einem Heim befindet, haben viele Angehörige das Bedürfnis, möglichst viel Zeit mit ihr zu verbringen. Sie kommen oft täglich in die Einrichtung, um einen Teil der Versorgung zu übernehmen, vor allem aber, um den Kontakt aufrechtzuerhalten.

Viele der Angehörigen sind selbst berufstätig, brauchen ihre Arbeit, um die finanziellen Belastungen tragen zu können. Dazu kommt die Übernahme aller Aufgaben, die früher gemeinsam wahrgenommen wurden: Haushaltsführung, Aufrechterhaltung des Familienlebens, finanzielle Angelegenheiten, Behördengänge, Kontaktpflege zum gemeinsamen Freundes- und Bekanntenkreis. Letztlich haben die Angehörigen – selbst wenn sie nicht mehr berufstätig sind – immer zu wenig Zeit für sich selbst.

Eigentlich ist ja mein Mann krank.
Aber manchmal fehlt auch mir die Luft zum Atmen ...
Plan
düdelüt...

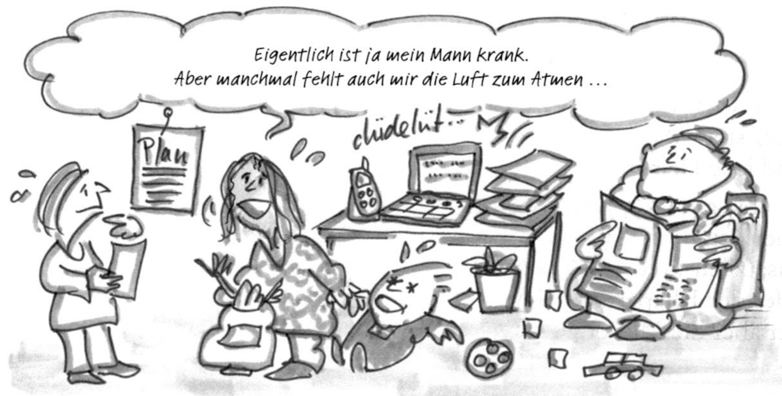

Beziehungsebene

Die Beziehungsebene der Angehörigen umfasst mindestens folgende Anteile:

- zur kranken Person (Partnerin, Kind, Elternteil)
- zu den anderen – gesunden – Familienmitgliedern
- zu Freunden und Bekannten
- zum Pflege- und Behandlungsteam

Auf allen Ebenen kann es Unterstützung geben, aber ebenso Probleme. Dies gilt zunächst unabhängig davon, ob die Pflege zu Hause, in der Wohngruppe oder im Heim stattfindet.

Ist der Lebenspartner beatmungspflichtig, verändert sich die vormalige Partnerschaft. Gemeinsame Erlebnisse werden seltener möglich oder sind mit hohem Aufwand verbunden. Die sexuelle Beziehung geht vielfach ganz verloren. Das ist teilweise krankheitsbedingt, oft fehlt auch die intime Atmosphäre, wenn Pflegende immer vor Ort sind.

Gespräche über das gemeinsame Leben sind rein technisch nicht einfach (Sprechkanülen strengen an) und werden weniger, wenn sich das Leben auf einem begrenzten Raum abspielt. Manchmal schleichend, manchmal schnell wird daraus eine Beziehung, in der die Patientin überwiegend nimmt und der Angehörige überwiegend gibt.

Die Pflege zu Hause hat auch in diesem Punkt ihre Besonderheiten. Während Angehörige die Wohngruppe oder das Heim verlassen können, um sich zu Hause zu regenerieren oder auch mit größerer Aufmerksamkeit den (anderen) Kindern, Freunden etc. zu widmen, besteht diese wichtige Ressource bei der Pflege zu Hause nicht. Quasi naturgemäß steht die kranke Person immer im Mittelpunkt allen Geschehens und jede kleinste Veränderung wird besorgt registriert.

Da aber jeder Mensch nur begrenzte Ressourcen hat, reichen Kraft und Zeit oft nur noch bedingt für andere Menschen, v. a. wenn diese zusätzlich berechtigte Zuwendung einfordern. So z. B., wenn ein Kind oder der Ehepartner beatmungspflichtig ist, die Geschwister bzw. Kinder aber die Mutter auf ihre Weise ebenso dringend brauchen.

Die Beziehung zu Freunden und Bekannten kann eigentlich nur aufrecht erhalten werden, wenn diese sich als Unterstützer einbringen. Der Freundes- und Bekanntenkreis sortiert sich erfahrungsgemäß sehr schnell in jene, die die krankheitsbedingten Veränderungen und Beschränkungen mittragen und jene, die sich mit der Situation überfordert fühlen. Das birgt nicht selten zusätzlich herbe Enttäuschungen für die Familie. Gemeinsame Unternehmungen sind zumindest in der ersten Zeit eher die Ausnahme. Als hilfreich werden Freunde erlebt, die keine Scheu vor der Krankheit haben, weiterhin zu Besuch kommen, sich von abweisendem Verhalten des Patienten nicht abschrecken lassen und den pflegenden Angehörigen geduldig zuhören.

Die Beziehung der Angehörigen zum Pflege- und Behandlungsteam ist wesentlich von zwei Faktoren abhängig. Einerseits von den Erfahrungen, die mit den verschiedenen Pflegenden gemacht wurden: Fehler, die mitunter passieren, können das Vertrauensverhältnis erheblich stören, aber auch Sympathie und Antipathie spielen eine große Rolle.

Andererseits wird die Beziehung durch die Wohnform geprägt. Eine Unterbringung im Heim bedeutet, die Patientin ist in einer Institution und die Angehörigen gehen davon aus, dass sie dort „Gäste“ sind. Wohngruppen dagegen sollen den Patienten das Gefühl vermitteln, zu Hause zu sein – ergo müsste das ebenso für deren Angehörige gelten. Die Pflegenden haben es hier mit einer Mischform von Pflegen zu Hause und Pflegen in der Institution zu tun. Das führt mitunter zu einer gewissen Unsicherheit beim Pflegeteam [→Kap. 6].

Im Zuhause von Patient und Angehörigen sind die Pflegenden die „Gäste“, gleichzeitig sind sie die Expertinnen, die eine lebensnotwendige Dienstleistung erbringen. Anfangs sind die Angehörigen meist sehr froh, dass sie Unterstützung haben und neigen dazu, die Pflegenden praktisch in das Familiensystem aufnehmen zu wollen. Manche Pflegende nehmen das gerne an, da die Pflege zu Hause oft ein Gefühl von Isolation auslöst. Sie geben damit einen Teil der professionellen Distanz auf, was im weiteren Verlauf zu eigenen Problemen führen kann [→Kap. 6.1.1].

2.4.3 Folgerung für das eigene Handeln

Die wichtigste Schlussfolgerung aus den oben angeführten Problemen sollte sein, dass die Angehörigen möglichst bald beginnen, Auszeiten für die Selbstpflege festzulegen und auch einzuhalten. Leider ist gerade das vielen Angehörigen nur begrenzt oder nicht möglich, weil sie häufig Schuldgefühle entwickeln, wenn sie es sich wohlergehen lassen, während der beatmungspflichtige Angehörige das nicht teilen kann.

Im Laufe der Monate und Jahre wird vielen Angehörigen zunehmend bewusst, dass ihre eigenen Ressourcen aufgebraucht sind. Werden sie von einem Pflegeteam unterstützt, dem sie prinzipiell vertrauen, dann gelingt es zumindest in stabilen Krankheitsverlaufszeiten, dass sich die Angehörigen selbst kleine Auszeiten genehmigen und ihre Hobbys pflegen.

Dabei spielen Freunde, Verwandte und Bekannte eine große Rolle, insofern sie die pflegenden Angehörigen bei den Auszeiten begleiten und ihnen damit das Gefühl vermitteln, nicht ganz alleine zu sein. Angehörige sollten entsprechend ermuntert werden, ihre sozialen Kontakte weiter zu pflegen, auch wenn es ihnen schwer fällt. Manche erleben den Austausch mit anderen Betroffenen, z. B. in einer Selbsthilfegruppe, als besonders erleichternd, weil diese die Situation aus eigener Anschauung kennen.

Kommt es zu Einbrüchen im Krankheitsverlauf, besteht ein erhebliches Risiko, dass die Angehörigen ihre Phasen des eigenen Ressourcenaufbaus erneut drastisch einschränken. Dies gilt besonders dann, wenn der Einbruch in Abwesenheit der Angehörigen erfolgte. Manche werden dann so sehr von einem schlechten Gewissen geplagt, dass sie alle zuvor begonnen Eigenaktivitäten wieder beenden – mit allen negativen Folgen für ihre eigene Gesundheit. Sie benötigen in diesem Fall viel behutsame Unterstützung vom Pflegeteam, um diese Schockerfahrung wieder zu überwinden.

3 Rechtliche Grundlagen

Für die außerklinische Beatmungspflege wurden in den letzten Jahren die rechtlichen und finanziellen Grundlagen geschaffen. Sie beruhen teils auf Bundes- teils auf Länderregelung (Heimgesetze).

3.1 Sozialgesetzgebung

Die **Finanzierung** der Intensivpflege erfolgt durch die Kranken-und Pflegekassen. Dabei wird die Behandlungspflege, unter die auch die Intensivpflege fällt, über das Sozialgesetzbuch (SGB) 5, § 37 geregelt. Die Leistungen der Grundpflege werden bis zum Höchstsatz der jeweiligen Pflegestufe über die entsprechende Pflegekasse SGB 11, §§ 14+15 abgerechnet. Aus den Leistungen der Pflege kann ein Eigenanteil entstehen, der privat oder über den zuständigen Sozialhilfeträger abgerechnet wird.

> „Versicherte erhalten in ihrem Haushalt, ihrer Familie oder sonst an einem geeigneten Ort, insbesondere in betreuten Wohnformen, Schulen und Kindergärten, bei besonders hohem Pflegebedarf auch in Werkstätten für behinderte Menschen als häusliche Krankenpflege Behandlungspflege, wenn diese zur Sicherung des Ziels der ärztlichen Behandlung erforderlich ist. Der Anspruch umfasst verrichtungsbezogene krankheitsspezifische Pflegemaßnahmen auch in den Fällen, in denen dieser Hilfebedarf bei der Feststellung der Pflegebedürftigkeit nach den §§ 14 und 15 des elften Buches zu berücksichtigen ist …“
>
> *— SGB 5, § 37 Abs. 2 Satz 1*

Behandlungspflege darf vom Arzt verordnet werden, wenn die ambulante ärztliche Versorgung nur mit Unterstützung durch Maßnahmen der häuslichen Krankenpflege durchgeführt werden kann (§ 2 Abs. 3). Dies ist unbestritten bei der außerklinischen Intensivpflege immer der Fall. Hierzu ist ein spezielles Formular notwendig (Formular 12a HKP).

Bei der **häuslichen Krankenpflege** wird zwischen zwei Zielsetzungen unterschieden:

- Ziel der Vermeidung oder die Verkürzung einer Krankenhausbehandlung (Krankenhausvermeidungspflege)
- Sicherung der ärztlichen Behandlung (Sicherungspflege)

Die Prüfung über das Vorliegen der Notwendigkeit einer **außerklinischen Intensivpflege** erfolgt ausschließlich durch den Medizinischen Dienst der Krankenkassen (MDK), bei den privaten Krankenkassen entspricht das dem MEDICPROOF.

Es gibt keine gesetzliche Definition des Begriffes **„intensivpflichtig"**, der MDK Bayern bietet folgende Definitionen an:

- Medizinische Notwendigkeit einer permanenten pflegerischen Interventionsbereitschaft zur Sicherstellung der Vitalparameter, da jederzeit potenziell lebensbedrohliche Situationen eintreten können
- Patienten mit fortgeschrittener Grunderkrankung und mit lebensbedrohlicher Störung der Vitalfunktion Atmung

3.1.1 Vergütung der Beatmungspflege

Es gibt keine einheitlichen Vergütungsvereinbarungen der Krankenkassen für die Beatmungspflege. Die Krankenkassen sehen dazu Einzelfallentscheidungen vor, die mit den Pflegediensten individuell ausgehandelt werden.

Laut dem Bundessozialgerichtsurteil vom 17.06.2010 (B 3 KR 7/09 R) müssen die Krankenkassen im Rahmen der 24-Stunden-Intensivpflege verstärkt Leistungen nach SGB 5 übernehmen.

Nach dem Urteil fallen auch verrichtungsbezogene, krankheitsspezifische Pflegemaßnahmen unter das SGB 5 (§ 37 Abs. 2, Satz 1), selbst wenn sie bei der Feststellung der Pflegebedürftigkeit zu berücksichtigen sind. Somit stehen die Leistungsbereiche Grundpflege und Behandlungspflege gleichberechtigt nebeneinander.

Entsprechend den gesetzlich definierten, für den MDK verbindlichen Begutachtungsrichtlinien, sind verrichtungsbezogene krankheitsspezifische Pflegemaßnahmen (vKPM) Maßnahmen der Behandlungspflege, bei denen der behandlungspflegerische Hilfebedarf untrennbarer Bestandteil einer Verrichtung der Pflege nach § 14 SGB 11 ist oder mit einer solchen Verrichtung notwendig in einem unmittelbaren zeitlichen und sachlichen Zusammenhang steht.

Dazu zählen:

- Orale/tracheale Sekretabsaugung im unmittelbaren zeitlichen und sachlichen Zusammenhang mit der Verrichtung „Nahrungsaufnahme" oder Waschen, Duschen, Baden
- Wechsel der Sprechkanüle gegen eine Dauerkanüle bei einem Tracheostoma-Patienten im unmittelbaren zeitlichen und sachlichen Zusammenhang mit der Verrichtung „Nahrungsaufnahme" zur Ermöglichung des Schluckens
- An-und Ausziehen von Kompressionsstrümpfen
- Verabreichung eines Klistiers, eines Einlaufes oder die Einmalkatheterisierung
- Einreiben mit Dermatika aufgrund einer Hauterkrankung
- Maßnahmen zur Sekretlimination bei Mukoviszidose oder Erkrankungen mit vergleichbarem Hilfebedarf im unmittelbaren zeitlichen und sachlichen Zusammenhang mit der Verrichtung „Aufstehen" oder „Zubettgehen"

Aktuell gelten noch die Begutachtungsrichtlinien von 2009. Sie werden aber im Zusammenhang mit dem zweiten Pflegestärkungsgesetz, [→Kap. 3.1.2], das voraussichtlich 2017 in Kraft treten wird, durch ein „Neues Begutachtungsassessment" (NBA) ersetzt werden. Für die jetzige Auflage dieses Buches werden daher bereits die neuen Pflegegrade dargestellt, da die bisherigen Pflegestufen künftig in fünf Pflegegrade überführt werden.

3.1.2 Soziale Pflegeversicherung

Seit 1995 gibt es die gesetzliche Pflegeversicherung, die Rechtsgrundlagen dazu stehen im SGB 11. In die soziale Pflegeversicherung sind alle Personen einbezogen, die in der gesetzlichen Krankenversicherung versichert sind. Privat versicherte Personen müssen eine private Pflegeversicherung abschließen. Träger sind die Pflegekassen. Die Pflegeversicherung hat die Aufgabe, Pflegebedürftigen Hilfe zu leisten, die wegen der Schwere der Pflegebedürftigkeit auf solidarische Unterstützung angewiesen sind (§ 1SGB 11 Abs. 4).

Das Leistungsangebot der Pflegeversicherung unterscheidet zwischen Leistungen häuslicher oder stationärer Pflege sowie zwischen Sach- oder Geldleistung. Bei der häuslichen Pflege beziehen sich die **Sachleistungen** auf die Inanspruchnahme eines ambulanten Pflegedienstes. „Häuslich" kann die eigene Wohnung, die Unterbringung bei Angehörigen oder im betreuten Wohnen bedeuten. In der stationären Pflege werden die erforderlichen Leistungen von den Pflegekassen ebenfalls als Sachleistung übernommen. **Geldleistungen** bezeichnen die Zahlung eines Pflegegeldes an die pflegebedürftige Person, damit er seine Versorgung selbst in geeigneter Weise sicherstellen kann.

Mit dem **ersten Pflegestärkungsgesetz (PSG 1)** wurden die Leistungen für Pflegebedürftige und ihre Angehörigen (und damit auch der ambulanten Pflege) ab Januar 2015 spürbar ausgeweitet. Die wichtigsten Änderungen:

- Erhöhung der Leistungsbeiträge um 4 % bzw. 2,67 %;
- Ausbau und Kombinierbarkeit von Verhinderungs- und Kurzzeitpflege, so können 50 % der Kurzpflegeleistung für die Verhinderungspflege mit eingesetzt werden;
- Versicherte, die die Voraussetzungen des § 45 b SGB 11 erfüllen, können je nach Umfang des erheblichen allgemeinen Betreuungsbedarfs zusätzliche Betreuungs- und Entlastungsleistungen in Anspruch nehmen. Die Kosten hierfür werden ersetzt, höchstens jedoch 104 Euro monatlich (Grundbetrag) oder 208 Euro monatlich (erhöhter Betrag) für alle pflegebedürftigen Personen.

- Bei Nichtausschöpfen der Pflegesachleistung können max. 40 % des nicht genutzten Betrages für Betreuungs-und Entlastungsleistungen verwendet werden.
- Tages-und Nachtpflege können ungekürzt neben den ambulanten Geld-und Sachleistungen beansprucht werden.
- Erhöhung des Wohngruppenzuschlags;
- Erhöhung des Betrages für wohnumfeldverbessernde Maßnahmen auf 4.000 Euro;
- Anspruch auf alle Leistungen jetzt auch für Menschen mit der noch bis 2017 geltenden Pflegestufe „0".

Mit dem **zweiten Pflegestärkungsgesetz (PSG 2)** soll der sog. Pflegebedürftigkeitsbegriff mit Wirkung zum 01.01.2017 neu definiert und ein neues Begutachtungsassessment (NBA) eingeführt werden. Wichtigstes Ziel ist die Gleichstellung der kognitiven und psychischen mit den körperlichen Einschränkungen. Da die Verabschiedung im Bundestag gesichert scheint (Stand Okt. 2015), wird an dieser Stelle bereits der künftige Pflegebedürftigkeitsbegriff eingeführt:

> (1) „Pflegebedürftig im Sinne dieses Buches sind Personen, die gesundheitlich bedingte Beeinträchtigungen der Selbständigkeit oder der Fähigkeiten aufweisen und deshalb der Hilfe durch andere bedürfen. Es muss sich um Personen handeln, die körperliche, kognitive oder psychische Beeinträchtigungen oder gesundheitlich bedingte Belastungen oder Anforderungen nicht selbständig kompensieren oder bewältigen können. Die Pflegebedürftigkeit muss auf Dauer, voraussichtlich für mindestens sechs Monate, und mit mindestens der in § 15 festgelegten Schwere bestehen.
>
> — *§14 SGB 11 Abs. 1im Entwurf des zweiten Pflegestärkungsgesetzes*

(2) „Maßgeblich für das Vorliegen von gesundheitlich bedingten Beeinträchtigungen der Selbständigkeit oder der Fähigkeiten sind die in den folgenden sechs Bereichen genannten pflegefachlich begründeten Kriterien:

1. Mobilität: Positionswechsel im Bett, Halten einer stabilen Sitzposition, Umsetzen, Fortbewegen innerhalb des Wohnbereichs, Treppensteigen;
2. Kognitive und kommunikative Fähigkeiten: Erkennen von Personen aus dem näheren Umfeld, örtliche Orientierung, zeitliche Orientierung, Erinnern an wesentliche Ereignisse oder Beobachtungen, Steuern von mehrschrittigen Alltagshandlungen, Treffen von Entscheidungen im Alltagsleben, Verstehen von Sachverhalten und Informationen, Erkennen von Risiken und Gefahren, Mitteilen von elementaren Bedürfnissen, Verstehen von Aufforderungen, Beteiligen an einem Gespräch;
3. Verhaltensweisen und psychische Problemlagen: motorisch geprägte Verhaltensauffälligkeiten, nächtliche Unruhe, selbstschädigendes und autoaggressives Verhalten, Beschädigen von Gegenständen, physisch aggressives Verhalten gegenüber anderen Personen, verbale Aggression, andere pflegerelevante vokale Auffälligkeiten, Abwehr pflegerischer und anderer unterstützender Maßnahmen, Wahnvorstellungen, Ängste, Antriebslosigkeit bei depressiver Stimmungslage, sozial inadäquate Verhaltensweisen, sonstige pflegerelevante inadäquate Handlungen;
4. Selbstversorgung: Waschen des vorderen Oberkörpers, Körperpflege im Bereich des Kopfes, Waschen des Intimbereichs, Duschen und Baden einschließlich Waschen der Haare, An- und Auskleiden des Oberkörpers, An- und Auskleiden des Unterkörpers, mundgerechtes Zubereiten der Nahrung und Eingießen von Getränken, Essen, Trinken, Benutzen einer Toilette oder eines Toilettenstuhls, Bewältigen der Folgen einer Harninkontinenz und Umgang mit Dauerkatheter und Urostoma, Bewältigen der Folgen einer Stuhlinkontinenz und Umgang mit Stoma, Besonderheiten bei Sondenernährung, Besonderheiten bei parenteraler Ernährung, Bestehen gravierender Probleme bei der Nahrungsaufnahme bei Kindern bis zu 18 Monaten, die einen außergewöhnlich pflegeintensiven Hilfebedarf auslösen;
5. Bewältigung von und selbständiger Umgang mit krankheits- oder therapiebedingten Anforderungen und Belastungen:
a) in Bezug auf Medikation, Injektionen, Versorgung intravenöser Zugänge, Absaugen und Sauerstoffgabe, Einreibungen sowie Kälte- und Wärmeanwendungen, Messung und Deutung von Körperzuständen, körpernahe Hilfsmittel,
b) in Bezug auf Verbandswechsel und Wundversorgung, Versorgung mit Stoma, regelmäßige Einmalkatheterisierung und Nutzung von Abführmethoden, Therapiemaßnahmen in häuslicher Umgebung

c) in Bezug auf zeit- und technikintensive Maßnahmen in häuslicher Umgebung, Arztbesuche, Besuche anderer medizinischer oder therapeutischer Einrichtungen, zeitlich ausgedehnte Besuche medizinischer oder therapeutischer Einrichtungen, Besuch von Einrichtungen zur Frühförderung bei Kindern sowie
d) in Bezug auf das Einhalten einer Diät oder anderer krankheits- oder therapiebedingter Verhaltensvorschriften;
6. Gestaltung des Alltagslebens und sozialer Kontakte: Gestaltung des Tagesablaufs und Anpassung an Veränderungen, Ruhen und Schlafen, sich beschäftigen, Vornehmen von in die Zukunft gerichteter Planungen, Interaktion mit Personen im direkten Kontakt, Kontaktpflege zu Personen außerhalb des direkten Umfelds.

— *§14 SGB 11 Abs. 2 im Entwurf des zweiten Pflegestärkungsgesetzes*

Zur Gleichstellung der kognitiven und psychischen mit den körperlichen Einschränkungen soll das bestehende System der drei Pflegestufen in ein neues System mit fünf Pflegegraden umgewandelt werden. Für die Beurteilung der Pflegebedürftigkeit und die Einstufung in die neuen Pflegegrade wird ein "Neues Begutachtungsassessment" (NBA) eingeführt. Bei dem neuen Begutachtungsassessment ist künftig der Grad der Selbständigkeit des Pflegebedürftigen ausschlaggebend – Pflegebedürftigkeit orientiert sich nicht mehr nur verrichtungsbezogen.

Das Begutachtungsinstrument ist in sechs Module gegliedert, die den oben ausgeführten sechs Bereichen entsprechen. In jedem Modul sind Kategorien vorgesehen. Die Kategorien stellen die in ihnen zum Ausdruck kommenden verschiedenen Schweregrade der Beeinträchtigungen der Selbständigkeit oder der Fähigkeiten dar. Den Kategorien werden in Bezug auf die einzelnen Kriterien pflegefachlich fundierte Einzelpunkte zugeordnet:
1. Punktbereich 0: keine Beeinträchtigungen der Selbständigkeit (S) oder der Fähigkeiten (F),
2. Punktbereich 1: geringe Beeinträchtigungen der S oder der F,
3. Punktbereich 2: erhebliche Beeinträchtigungen der S oder der F,
4. Punktbereich 3: schwere Beeinträchtigungen der S oder der F und
5. Punktbereich 4: schwerste Beeinträchtigungen der S oder der F

Jedem Punktbereich in einem Modul werden unter Berücksichtigung der in ihm zum Ausdruck kommenden Schwere der Beeinträchtigungen der Selbständigkeit oder der Fähigkeiten sowie der folgenden Gewichtung der Module die in der Anlage 2 festgelegten, gewichteten Punkte zugeordnet. Die Module des Begutachtungsinstruments werden wie folgt gewichtet:
1. Mobilität mit 10 Prozent,
2. kognitive und kommunikative Fähigkeiten sowie Verhaltensweisen und psychische Problemlagen zusammen mit 15 Prozent,
3. Selbstversorgung mit 40 Prozent,
4. Bewältigung von und selbständiger Umgang mit krankheits- oder therapiebedingten Anforderungen und Belastungen mit 20 Prozent,
5. Gestaltung des Alltagslebens und sozialer Kontakte mit 15 Prozent.

- Nach §15 SGB 11 Abs. 2 im Entwurf des zweiten Pflegestärkungsgesetzes

Bei pflegebedürftigen Kindern wird der Pflegegrad durch einen Vergleich der Beeinträchtigungen ihrer Selbständigkeit und ihrer Fähigkeiten mit altersentsprechend entwickelten Kindern ermittelt.

Hauptleistungsbeiträge im Entwurf des PSG 2 (Stand Okt. 2015)

	Pflegegrad 1	**Pflegegrad 2**	**Pflegegrad 3**	**Pflegegrad 4**	**Pflegegrad 5**
Geldleistung ambulant	125 (i)	316	545	728	901
Sachleistung ambulant		689	1298	1612	1995
Leistungsbetrag stationär	125	770	1262	1775	2005
Bundesdurchschnittlicher pflegebedingter Eigenanteil (einheitlich für Pflegegrade 2 bis 5)		580	580	580	580

(i) hier keine Geldleistung, sondern nur zweckgebundene Kostenerstattung

3.2 Haftungsrecht

Pflegende können für Verfehlungen im Beruf zur Verantwortung gezogen werden, d. h. sie haften auch rechtlich dafür. Grundlage ist das Haftungsrecht, das u. a. in folgenden Bereichen geregelt ist:

- Zivilrecht, Strafrecht
- Arbeitsrecht
- Berufsrecht

Allerdings muss bei jeder Verfehlung zunächst geprüft werden, ob überhaupt eine Haftung nach Zivil- oder Strafrecht vorliegt. Überprüft werden:

- Der **objektive Tatbestand**: Erfüllt die Handlung die Merkmale eines im Gesetz beschriebenen Verhaltens?
- Der **subjektive Tatbestand**: Handelt die Person vorsätzlich oder fahrlässig, liegt also persönliches Verschulden vor?
- Die **Rechtswidrigkei**t: Verstößt die Tat gegen geltendes Recht und liegt kein Rechtfertigungsgrund dafür vor.
- Die **Schuld**: Ist die Person zum Tatzeitpunkt schuldfähig?

3.2.1 Zivilrecht

Das Zivilrecht ist im Bürgerlichen Gesetzbuch (BGB) verankert und wird angewendet, wenn jemand gegen Einzelpersonen, gegen eine Einrichtung des Gesundheitswesens oder deren Angestellte klagt. Bei Verurteilung entsteht ein Anspruch auf Schadensersatz und Schmerzensgeld.

Das BGB gliedert sich in fünf Bereiche. Für das Haftungsrecht ist vor allem das **Schuldrecht** von Bedeutung. Ein Schuldverhältnis ist ein Rechtsverhältnis, kraft dessen eine natürliche oder juristische Person (Gläubiger) berechtigt ist, von einer anderen Person (Schuldner) eine Leistung zu verlangen. Das Schuldverhältnis kann auf vertraglicher Grundlage oder kraft Gesetzes entstehen. Gesetzliche Schuldverhältnisse entstehen insbesondere im Falle einer

- Haftung aus Vertragsverletzungen oder
- Haftung wegen Unerlaubter Handlung

Haftung aus Vertragsverletzung

Bei jeder Pflegeaufnahme muss ein schriftlicher →Pflegevertrag geschlossen werden, in dem u. a. die vom Patienten gewünschten Leistungen, Umfang und Dauer der Pflege, Kosten, Zahlungsfristen sowie die Kündigungsfristen klar geregelt werden.

Bei Vertragsverletzungen können sowohl Arbeitgeberin wie Angestellte haftbar gemacht werden. Vertragsverletzungen betreffen alle Inhalte des Pflegevertrags, des →Versorgungsvertrags oder auch Unerlaubte Handlungen.

Beispiele Im Pflegevertrag werden mit dem Patienten zu erbringende Leistungen vereinbart. Werden diese von der angestellten Pflegenden des Pflegedienstes nicht erbracht, stellt dies eine Verletzung des Pflegevertrages durch den Pflegedienst dar (§ 278 BGB).

Im Versorgungsvertrag zwischen Krankenkasse und Pflegedienst wird geregelt, dass der Pflegedienst für die Betreuung von Beatmungspatienten nur Pflegefachkräfte einsetzen darf. Betreut der Pflegedienst dann die Patienten (auch) mit Pflegehilfskräften, stellt dies eine Verletzung des Versorgungsvertrages dar.

Unerlaubte Handlungen

Eine Unerlaubte Handlung ist zivilrechtlich definiert als „Schädigung eines anderen, wenn die Schädigung schuldhaft und/oder unberechtigt ist.“ Das Recht der Unerlaubten Handlung wird u. a. in folgenden Haftungsnormen festgeschrieben.

- Allgemeines Recht der Unerlaubten Handlung § 823 I BGB
- Verletzung eines Schutzgesetzes § 823 II BGB
- Verletzung der Aufsichtspflicht § 832 BGB

Das **Allgemeine Recht der Unerlaubten Handlung** gesteht den meisten Geschädigten einen Anspruch auf Schadensersatz und Schmerzensgeld zu. Wörtlich heißt es:

„Wer vorsätzlich oder fahrlässig das Leben, den Körper, die Gesundheit, die Freiheit, das Eigentum oder ein sonstiges Recht eines anderen widerrechtlich verletzt, ist dem anderen zum Ersatz des daraus entstehenden Schadens verpflichtet." (§823 Abs. 1 BGB)

Das allgemeine Recht der Unerlaubten Handlung schließt auch die Persönlichkeitsrechte der Patienten ein und damit das Recht auf Privat- und Intimsphäre, die durch Geheimnisverrat [→Kap. 6.1.3] oder nicht genehmigte Bild-und Tonaufnahmen verletzt werden.

Beispiel Die Beatmungsparameter dürfen nur nach schriftlicher ärztlicher Anordnung verändert werden. Verändert ein Pflegender die Parameter eigenmächtig, liegt eine Unerlaubte Handlung vor. Kommt der Patient dabei zu Schaden, besteht ein Anspruch auf Schmerzensgeld.

Schadensersatz und Schmerzensgeld

Unter Schadenersatz versteht man den Ausgleich eines Schadens in materieller Sicht. Er richtet sich nach dem Geldwert des Schadens und wird aus einem Vergleich für Aufwendungen aus der Zeit vor dem Schaden und nach dem Schaden ermittelt.

Das Schmerzensgeld ist ein Anspruch auf Schadensersatz als Ausgleich für immaterielle Schäden, d.h. Schäden nicht vermögensrechtlicher Art. Neben Körperschäden sollen alle Unannehmlichkeiten, seelischen Belastungen und sonstigen Unwohlgefühle wieder gut gemacht werden, die mit einer erlittenen Verletzung am Körper einhergehen. Sie dient wesentlich dem Opfer als Ausgleich und hat Sühnefunktion.

Aufsichtspflicht
In § 832 Abs. 1 BGB heißt es:

„Wer kraft Gesetzes zur Führung der Aufsicht über eine Person verpflichtet ist, die wegen Minderjährigkeit oder wegen ihres geistigen oder körperlichen Zustands der Beaufsichtigung bedarf, ist zum Ersatz des Schadens verpflichtet, den diese Person einem Dritten widerrechtlich zufügt. Die Ersatzpflicht tritt nicht ein, wenn er seiner Aufsichtspflicht genügt oder wenn der Schaden auch bei gehöriger Aufsichtsführung entstanden sein würde."

Eine Verletzung der Aufsichtspflicht liegt nur dann vor, wenn eine dritte Person geschädigt wird. Der angemessene Umfang der Aufsichtspflicht wird immer im Einzelfall entschieden, denn es besteht ein sensibles Spannungsverhältnis zwischen Freiheit und Sicherheit.

Schuldformen
Schuld wird im Zivilrecht anders definiert als im Strafrecht und wird an zwei Stellen geprüft:

- **Subjektiver Tatbestand**: Wie wurde die schädigende Handlung begangen – mit Vorsatz oder Fahrlässigkeit?
- **Deliktsfähigkeit:** Frage nach den persönlichen Eigenschaften der schädigenden Person, deren persönliche Reife, psychische Einsichtsfähigkeit oder Beeinflussung durch berauschenden Substanzen.

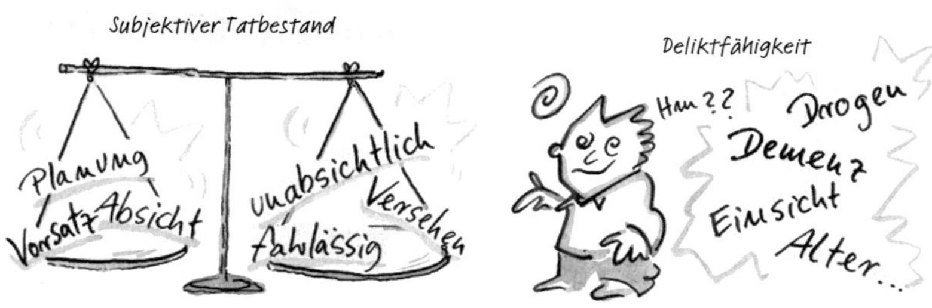

Vorsatz und Fahrlässigkeit

Der Begriff **Vorsatz** bezeichnet gleichermaßen im Zivilrecht wie im Strafrecht eine bewusste Schädigung einer anderen Person.

Fahrlässigkeit wird im Zivilrecht als Verletzung der Sorgfaltspflicht definiert und in drei Grade bemessen.

- Leichte Fahrlässigkeit: z. B. fällt beim Reinigen ein Gebiss in das Waschbecken und geht zu Bruch
- Mittlere Fahrlässigkeit, z. B. erhält ein Patient ein falsches Medikament
- Schwere Fahrlässigkeit, z. B. hat eine Pflegende Beruhigungsmittel eingenommen und tritt trotz Benommenheit den Dienst an. Sie bedient in der Folge das Beatmungsgerät falsch und der Patient kommt dadurch zu Schaden.

Die Haftung im Zivilrecht hängt vom Grad der Fahrlässigkeit ab und kann von einer Haftung der Organisation bis hin zu der kompletten Haftung durch die Pflegekraft gehen.

Organisationsverschulden

Ein Organisationsverschulden liegt vor, wenn der Träger einer Einrichtung die Arbeit schlecht organisiert, kontrolliert oder ungenügendes Arbeitsmaterial zur Verfügung stellt. Beispiele für Organisationsversagen in der außerklinischen Intensivpflege:

- Patientenübernahme trotz ungesicherter Personallage
- keine Einweisung von neuen Mitarbeiterinnen
- keine qualifizierten Einweisungen für die Medizinprodukte
- Nichteinhaltung von Hygienestandards
- kein ausreichendes Notfallmanagement
- Einsetzen nicht ausreichend qualifizierten Personals

3.2.2 Strafrecht

Das Strafrecht kommt zum Tragen, wenn der Staat, vertreten durch einen Staatsanwalt, gegen eine Pflegende klagt. Bei Verurteilung kann es zu Geldstrafe, Verwarnung, Berufsverbot bis zur Haftstrafe kommen.

Eine Straftat ist eine rechtswidrige und schuldhafte Handlung. Die Unterscheidung bezüglich Fahrlässigkeit erfolgt wie im Zivilrecht, allerdings nicht an Hand eines „objektiven" Maßstabs, sondern nach einem „persönlichen" Maßstab.

Elemente der Fahrlässigkeit im Strafrecht

- Pflichtwidrigkeit: War die Pflegende zur Durchführung einer Tätigkeit befähigt und verpflichtet?
- Vorhersehbarkeit: War der Schaden für die Täterin vorhersehbar?
- Vermeidbarkeit: War der Schaden durch das Handeln der Pflegekraft vermeidbar?

Gravierende Verstöße können mit einem Entzug des Führens der geschützten Berufsbezeichnung und damit mit Berufsverbot geahndet werden.

Beispiele für Straftatbestände nach dem Strafgesetzbuch (StGB)

Fahrlässige Tötung	Tötung durch falsches Bedienen des Beatmungsgerätes
Körperverletzung	Legen eines Blasendauerkatheters gegen den Willen des Patienten
Fahrlässige Körperverletzung	Fallenlassen des Patienten beim Transfer mit der Folge einer Fraktur
Freiheitsberaubung	Fixieren eines Patienten ohne Genehmigung
Urkundenfälschung	Nachträgliche Änderung der Pflegedokumentation

3.2.3 Delegationsrecht

Grundsätzlich können Ärzte Teile ihrer Aufgaben an die Pflegenden delegieren. Allerdings gibt es dafür keine gesetzliche Regelung. Vielmehr wurden in der laufenden Rechtsprechung Grundsätze herausgearbeitet, wie die Zulässigkeit der Delegation im Einzelfall zu beurteilen ist. Die Grundsätze wurden überwiegend für den Krankenhausbereich entwickelt und sind somit nicht in jedem Fall auf die außerklinische Beatmungspflege übertragbar.

Die Delegation ärztlicher Tätigkeit auf Pflegefachpersonen ist dann zulässig, wenn

- die Patientin es erlaubt, d. h. sie mit der Behandlungsmaßnahme und der Durchführung durch Pflegende einverstanden ist,
- die Maßnahme von der Ärztin verordnet wurde,
- die Art des Eingriffs das persönliche Eingreifen der Ärztin nicht erforderlich macht (z. B. Wechsel der Trachealkanüle),
- der ausführende Pflegende zur Durchführung der Maßnahme befähigt ist und
- er außerdem zur Ausführung der ärztlichen Aufgabe bereit ist, er diese Tätigkeit also freiwillig übernehmen will.

3.3 Heimgesetze

Das deutsche Heimgesetz (HeimG) vom 05.11.2001 galt bis 2014, bis alle Bundesländer ein eigenes Wohn- oder Heimgesetz erlassen hatten. Die Einhaltung der Bestimmungen wird durch Kontrollen der Heimaufsicht überwacht.

Teile des früheren HeimG finden sich seit Juni 2009 im Wohn- und Betreuungsvertragsgesetz (WBVG). Es regelt in Deutschland die zivilrechtlichen Fragen für Heimverträge und Pflegeverträge. Das WBVG gilt prinzipiell für alle betreuten Wohnformen, seine Anwendbarkeit orientiert sich an bestimmten vertraglichen Leistungen.

Die Landesheimgesetze in den einzelnen Bundesländern

Land	Landesheimgesetze	in Kraft seit
Baden-Württemberg	Landesheimgesetz – LHeimG	Juni 2008
Bayern	Gesetz zur Regelung der Pflege-, Betreuungs- und Wohnqualität im Alter und bei Behinderung – PfleWoQG	Juli 2008
Berlin	Wohnteilhabegesetz - WTG	Juni 2010
Brandenburg	Brandenburgisches Pflege- und Betreuungswohngesetz – BbgPBWoG	Januar 2010
Bremen	Bremisches Wohn- und Betreuungsgesetz – BremWoBeG	März 2010
Hamburg	Hamburgisches Wohn- und Betreuungsqualitätsgesetz – HmbWBG	Januar 2010
Hessen	Hessisches Betreuungs- und Pflegegesetz - HBPG	März 2012
Mecklenburg-Vorpommern	Einrichtungenqualitätsgesetz – EQG M-V	Juni 2010
Niedersachsen	Niedersächsisches Heimgesetz – NHeimG	Juli 2011
Nordrhein-Westfalen	Wohn- und Teilhabegesetz – WTG	Dezember 2008
Rheinland-Pfalz	Landesgesetz über Wohnformen und Teilhabe (LWTG)	Januar 2010
Saarland	Landesheimgesetz Saarland – LHeimGS	Juni 2009
Sachsen	Sächsisches Betreuungs- und Wohnqualitätsgesetz – SächsBeWoG	Juli 2012
Sachsen-Anhalt	Wohn- und Teilhabegesetz	Februar 2011
Schleswig-Holstein	Selbstbestimmungsstärkungsgesetz (SbStG)	August 2009
Thüringen	Thüringer Wohn- und Teilhabegesetz (ThürWTG)	Juni 2014

3.3.1 Ziele der Heimgesetze

Beispielhafte Auszüge aus den drei Ländergesetzen Baden-Württemberg, Bayern und Berlin zeigen, dass sie sich hauptsächlich in Details unterscheiden. Folgende Ziele werden genannt:

- Die Würde sowie die Interessen und Bedürfnisse pflege- und betreuungsbedürftiger Menschen als Bewohnerinnen und Bewohner stationärer Einrichtungen und sonstiger Wohnformen vor Beeinträchtigung zu schützen (Bayern, Baden-Württemberg) … und sie dabei zu unterstützen, ihre Interessen und Bedürfnisse durchzusetzen (Berlin).
- Die Selbstständigkeit, die Selbstverantwortung, die Selbstbestimmung und die gleichberechtigte Teilhabe am Leben der Gesellschaft zu wahren und zu fördern (Baden-Württemberg).
- Ihre kulturelle, religiöse geschlechtliche und sexuelle Identität und Selbstbestimmung zu wahren (Berlin).
- Eine dem allgemein anerkannten Stand der fachlichen Erkenntnisse entsprechende Qualität des Wohnens und der Betreuung zu sichern (Bayern, Baden-Württemberg, Berlin).
- Die Mitwirkung der Bewohnerinnen und Bewohner zu gewährleisten.
- Die Beratung in Heimangelegenheiten zu unterstützen.
- Die Einhaltung der dem Träger des Heims gegenüber den Bewohnern obliegenden Pflichten zu sichern.
- Die Zusammenarbeit der für die Durchführung dieses Gesetzes zuständigen Behörden mit den Trägern und deren Verbänden, den Pflegekassen, dem MDK sowie den Trägern der Sozialhilfe zu fördern (Baden-Württemberg).
- Ein Sterben in Würde zu ermöglichen (Berlin).
- Die Zusammenarbeit und Vernetzung zwischen Leistungserbringern, Angehörigen und bürgerschaftlich engagierten Menschen und die Öffnung betreuter gemeinschaftlicher Wohnformen in das Gemeinwesen zu verbessern (Berlin).

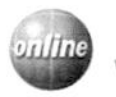

www.biva.de/gesetze/laender-heimgesetze/

Hier können die vollständigen Texte abgerufen werden.

3.3.2 Wohnformen

Die Abgrenzung von stationärem Wohnen gegenüber anderen betreuten Wohnformen ist in den Heimgesetzen nach wie vor nicht besonders klar und an besondere Kriterien gebunden. Im Einzelnen eine Übersicht der Wohnformen:

Alten- und Pflegeheime (auch Heime für beatmete Patienten)

„Einrichtungen, die dem Zweck dienen, ältere Menschen oder volljährig pflegebedürftige oder psychisch kranke oder behinderte Menschen aufzunehmen, ihnen Wohnraum überlassen sowie Betreuungs- und Pflegeleistungen zur Verfügung stellen oder vorzuhalten und die in ihrem Bestand von Wechsel und Zahl der Bewohner unabhängig sind und entgeltlich betrieben werden."
(z. B. Landesheimgesetz Baden Württemberg § 1).

Ambulant betreute Wohngruppe

Im Unterschied zum Wohnen in stationären Einrichtungen bietet die ambulant betreute Wohngruppe eine selbstbestimmte Gestaltung der Versorgung. Abgrenzungskriterien zur stationären Versorgung sind:

- Dienstleistungsanbieter (Arzt, Pflegedienst) sind frei wählbar und können auch jederzeit wieder gekündigt werden.
- Der ambulante Pflegedienst ist Gast in der Wohngruppe. Er darf keine Büroräume in enger räumlicher Verbindung haben.
- Miet- und Pflegevertrag müssen unabhängig voneinander sein.
- Die Wohngruppe muss baulich, organisatorisch und wirtschaftlich selbstständig sein, sie darf insbesondere kein Bestandteil einer stationären Einrichtung sein.
- In der Wohngruppe dürfen maximal zwölf pflegebedürftige Menschen wohnen.
- Die Bewohnerinnen oder deren Angehörige bzw. gesetzlichen Vertreter müssen ein Bewohnergremium bilden.

Zur Grundidee der ambulant betreuten Wohngruppe gehört, dass die Mieter grundsätzlich bis an das Lebensende verbleiben können.

Ambulant betreute Wohngruppen unterliegen nicht den strengeren Bedingungen der stationären Wohnformen, werden aber als „schutzwürdige Versorgungsform für hilfs-und pflegebedürftige Menschen“ von der Heimaufsicht kontrolliert. Die Heimaufsicht überprüft dabei die Qualität der Versorgung (Ergebnisqualität) und die Sicherstellung der Selbstbestimmung (z. B. Bewohnergremium).

Betreutes Wohnen

Unter dem Begriff „Betreutes Wohnen“ ist eine Wohnform für Menschen zu verstehen, die eine eigenständige Lebensführung in einer alten- bzw. behindertengerechten Wohnung mit Grundversorgung ermöglicht. Im Bedarfsfall können weitere Dienstleistungen in Anspruch genommen werden (z. B. handwerklich-technische oder pflegerische hauswirtschaftliche Hilfen).

Betreutes Wohnen fällt nicht unter die Regeln des Heimgesetzes, sofern lediglich Grundleistungen verpflichtend vorgegeben werden (z. B. Notrufdienste, hauswirtschaftliche und technische Basisversorgung). Weitere Dienst- und Beratungsleistungen müssen ebenso wie ein Pflegedienstleister frei wählbar sein.

Da es keine einheitliche Terminologie gibt, fallen unter den Begriff „Betreutes Wohnens“ verschiedene Modelle, wie z. B:

- betreutes Wohnen in einer an ein Pflegeheim gekoppelten Wohnanlage
- betreutes Wohnen in einer Einrichtung mit gesonderter Pflegeabteilung
- betreutes Wohnen mit Ansprechpartner, aber ohne eigene soziale Dienste und
- betreutes Wohnen zu Hause.

3.3.3 Assistive Versorgung von Menschen mit Beatmung

Es gibt verschiedene Möglichkeiten assistiver Versorgung außerklinisch beatmeter Menschen.

1. Versorgung nach dem „Arbeitgebermodell“: Die Patientinnen übernehmen selbstständig und eigenverantwortlich die Auswahl ihrer Assistenten (früher häufig Zivildienstleistende), aber auch die Verantwortung für deren Qualifikation.
2. Versorgung durch Pflegende mit geringem Qualifikationsniveau: Sie dürfen nur eingeschränkt (z. B. Grundpflege) in der Versorgung beatmeter Patienten z. B. in Wohngruppen tätig werden, wenn gleichzeitig Pflegefachpersonen vor Ort sind. [→Kap. 8.2.2]
3. **Rückzugspflege** bedeutet die Verringerung des Versorgungsausmaßes des intensivpflegebedürftigen Patienten durch das Pflegeteam in dem Maß, in dem Kompetenzen von z. B. Angehörigen erworben werden. Das gilt in besonderem Maße für die Pflege von Kindern. Die Verordnungsfähigkeit für Leistungen der häuslichen Intensivpflege nach § 37 SGB V ist generell nur gegeben, wenn im selben Haushalt lebende Personen die Pflege nicht selbst übernehmen können. Hier muss das Mögliche, Vertretbare und Verantwortbare individuell geprüft werden.

   Der Umfang einer Rückzugspflege darf nur im Konsens mit dem Patienten, Pflegeteam, Angehörigen und behandelnden (Fach-)Ärzten und Kliniken erfolgen. Sie beginnt in der Klinik durch die Schulung von pflegenden Angehörigen.

   Rückzugspflege darf nicht verwechselt werden mit einer Behandlungsbegrenzung und dem Beginn palliativer Maßnahmen. (→S2-Leitlinie)

4 Naturwissenschaftlich-medizinische Grundlagen

4.1 Anatomisch-physiologische Grundlagen

4.1.1 Atemwege

Die **oberen** Atemwege umfassen Nase, Nasennebenhöhlen und Rachen. Sie sind mit Flimmerepithel ausgekleidet, das durch seine beweglichen Oberflächenhärchen Fremdkörper nach außen transportieren kann. Die oberen Atemwege dienen dem Transport, der Reinigung, der Anfeuchtung wie der Erwärmung der Atemluft.

Nase und Nasennebenhöhlen

Die **Nase** besteht aus einem knöchernen und einem knorpeligen Anteil. Der knorpelige Anteil formt die Nasenlöcher, im knöchernen Teil gibt es zwei Öffnungen, die Choanen, die die Nase mit dem Rachenraum verbinden.

Im Innern wird die Nase durch die Nasenscheidewand in eine linke und eine rechte Nasenhöhle geteilt; nach unten ist sie durch den Oberkieferknochen und das Gaumenbein begrenzt.

In den Nasenhöhlen führen jeweils drei Nasengänge zu den Nasenmuscheln und von dort in die Nasennebenhöhlen. In den unteren Nasengang mündet der Tränennasengang, der mittlere Nasengang stellt die Verbindung zu Kiefer-, Stirnbein- und den vorderen Siebbeinhöhlen her, der obere Nasengang die Verbindung zur Keilbein- und den hinteren Siebbeinhöhlen.

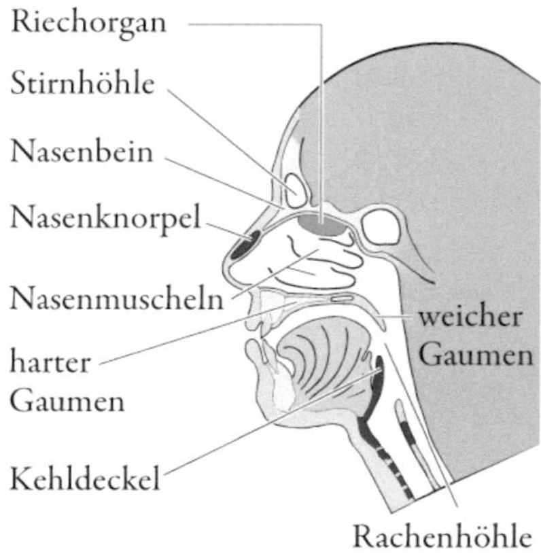

Nase und Nasennebenhöhlen

Die Schleimhaut der oberen Nasenmuschel dient dem Riechen, die Schleimhäute der mittleren und unteren Nasenmuschel sind für Reinigung, Erwärmung und Anfeuchtung der Atemluft zuständig.

Mit Luft gefüllte (pneumatische) Schädelknochen bilden die sieben **Nasennebenhöhlen**, die mit Schleimhaut ausgekleidet sind. Sie unterstützen als Resonanzkörper die Stimme und dienen der Erwärmung der Atemluft. Paarig angelegt sind Stirnhöhle, Kieferhöhle und Keilbeinhöhle. Die Siebbeinzellen liegen zwischen Stirn- und Kieferhöhlen.

Rachen (Pharynx)

Der Pharynx ist ein an der Schädelbasis aufgehängter, ca. 12 cm langer Muskelschlauch, der in Höhe des Kehlkopfes (Larynx) in die Speiseröhre (den Ösophagus) übergeht. Der Nasopharynx stellt die Verbindung zwischen Choanen und Gaumensegel sowie zur Mündung der Ohrtrompete her, der Mesopharynx ist die Verbindung zur Mundhöhle, am Hypopharynx kreuzen sich Luft- und Speiseweg. Zwischen dem oberen und mittleren Rachenbereich liegt das Gaumensegel, das beim Schlucken den Luft führenden vom speisehaltigen Bereich trennt.

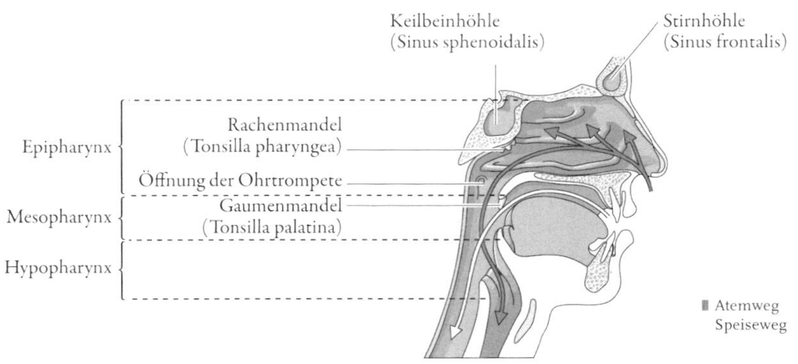

Luft- und Speisewege im Rachen

Kehlkopf (Larynx)

Mit dem Kehlkopf (Larynx) beginnen die unteren Atemwege, er geht in die Luftröhre (Trachea) über, die sich in die Bronchien aufteilt.

Der Larynx dient dem Verschluss der Luftröhre (Trachea) beim Schlucken, stellt den Durchgangsweg für die Atemluft dar und schützt die unteren Atemwege durch den Hustenreflex. Er ist außerdem entscheidend an der Stimmbildung beteiligt. Der Larynx besteht aus mehreren Knorpeln, die verschiedene Aufgaben erfüllen:

- Der Kehldeckel (Epiglottis) verschließt beim Schluckvorgang die Trachea (Luftröhre) und verhindert damit das Verschlucken.
- Der Ringknorpel bildet die untere Begrenzung des Larynx.
- Der Schildknorpel ist v. a. bei Männern als „Adamsapfel" sichtbar.
- Die Stimmbildung wird durch die Stimmbänder ermöglicht. Zwischen den Stimmbändern liegt die Stimmritze (Glottis). Die Stimmbänder sind mit Schleimhaut überzogen, die Stimmfalten bzw. Stimmlippen genannt werden. Der Verschluss der Stimmritze ist wichtig für einen gelingenden Hustenstoß.
- Die Stimmbänder selbst sind an den Stellknorpeln befestigt. Die Töne (Stimme) werden durch Vibration der Stimmbänder bei der Ausatmung (Exspiration) erzeugt. Die Intensität der Atmung bestimmt die Lautstärke, die Tonhöhe hängt ab von der Länge, Dicke und Vorspannung der Stimmbänder.

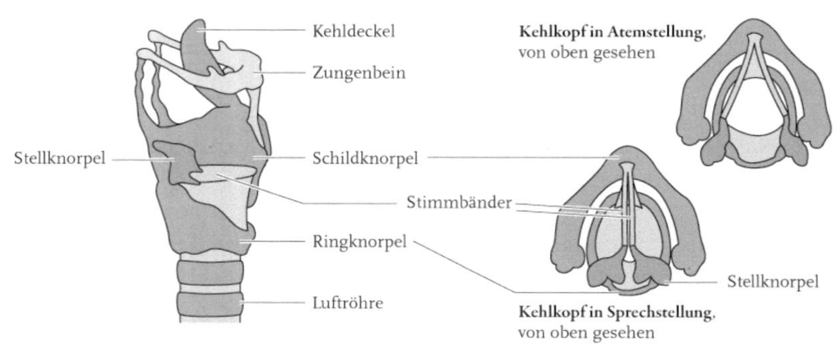

Kehlkopf

Trachea (Luftröhre)
Die Trachea ist die ca. 10–12 cm lange Verbindung zwischen Larynx und Hauptbronchien. Sie besteht aus 16 bis 20 hufeisenförmigen Knorpelspangen, die untereinander durch Bänder verbunden sind und sie ist an der Hinterwand membranös verschlossen. Die Schleimhaut besteht aus Flimmerepithel mit Zilien und Becherzellen; die Becherzellen produzieren dünnflüssiges Sekret. Damit wird die Atemluft angefeuchtet, Staubpartikel werden gebunden und ebenso wie Fremdkörper mit einem Hustenstoß ausgeworfen.

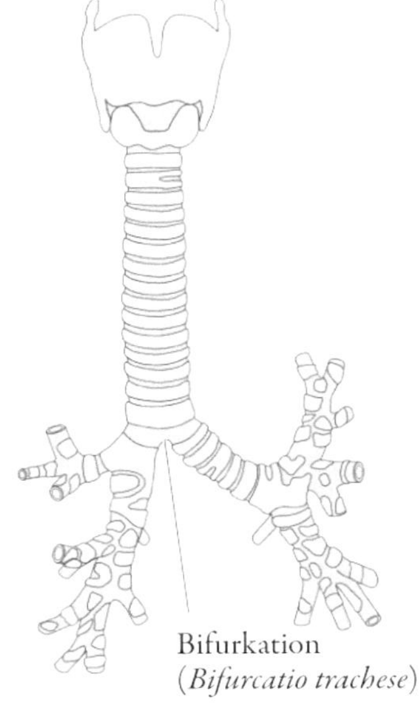

Trachea mit Bronchialbaum

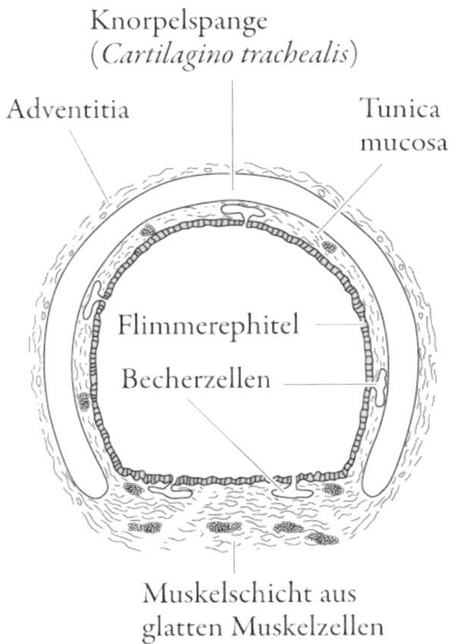

Wandschichten der Luftröhre

Bronchien

In Höhe des vierten Brustwirbels teilt sich die Trachea an der Bifurkation in den Bronchialstamm auf. Die Bronchien sind die Verbindung zwischen Trachea und Alveolen (Lungenbläschen), dem eigentlichen Ort des Gasaustausches. Die Verzweigung der Äste des Bronchialbaumes entspricht den Abschnitten der Lunge:

- Rechter und linker Hauptbronchus (ca. 12–14 mm Durchmesser); der rechte Hauptbronchus ist deutlich steiler als der linke, weshalb Fremdkörper eher in den rechten Hauptbronchus rutschen.
- Aufteilung des rechten Hauptbronchus in drei Lappenbronchien (Oberlappen, Mittellappen, Unterlappen), die sich weiter verzweigen in zehn Segmentbronchien.
- Der linke Hauptbronchus teilt sich in zwei Lappenbronchien (Ober- und Unterlappen) mit neun Segmentbronchien.
- Die Segmentbronchien führen nach weiteren 12–15 Teilungen bis zu den knorpellosen Bronchiolen, die jeweils ein Lungenläppchen versorgen und nach 3–4 Teilungen in die Endbronchien (Bronchioli terminales) übergehen; an einem Bronchiolus terminalis hängen ca. 200 Alveolen, beide Lungen haben somit ca. 300 Millionen Alveolen (das entspricht einer Oberfläche von 100–140 m²). Zuletzt folgen die Alveolargänge, deren Wand nur noch aus Alveolen besteht.
- Die Alveolen sind der eigentliche Ort des Gasaustausches. Sie sind von einem Netz aus Kapillaren umgeben.

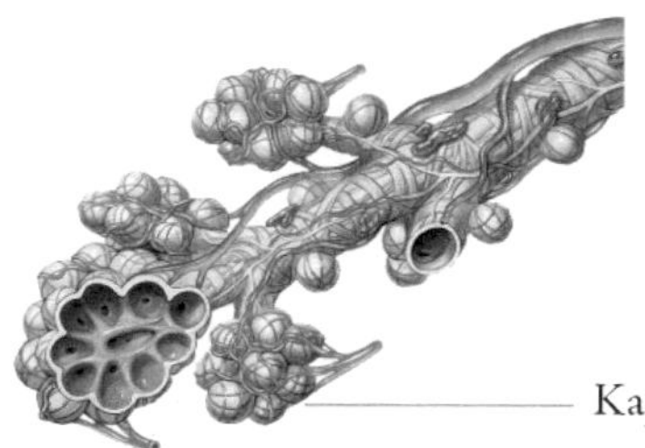

Kapillarnetz mit Alveolen

Lunge

Die Lunge (Pulmo) ist ein paariges Körperorgan, das im Brustkorb (Thorax), genauer in der Brusthöhle liegt. Diese Höhle wird an den Seiten von den Rippen und nach oben von Muskeln und Knochen des Schultergürtels begrenzt. Nach unten wird die Lunge (Lungenbasis) durch das Zwerchfell rechts von der Leber und links von Milz und Magen getrennt. Die Lungenspitze ragt etwa 3 cm über das Schlüsselbein hinaus.

Die Lunge besteht aus dem rechten und linken Lungenflügel, die analog zu den Bronchien aus drei (rechts) bzw. zwei (links) Lappen bestehen. Diese unterteilen sich wiederum in Lungensegmente und weiter in Lungenläppchen (lobuli pulmonalis).

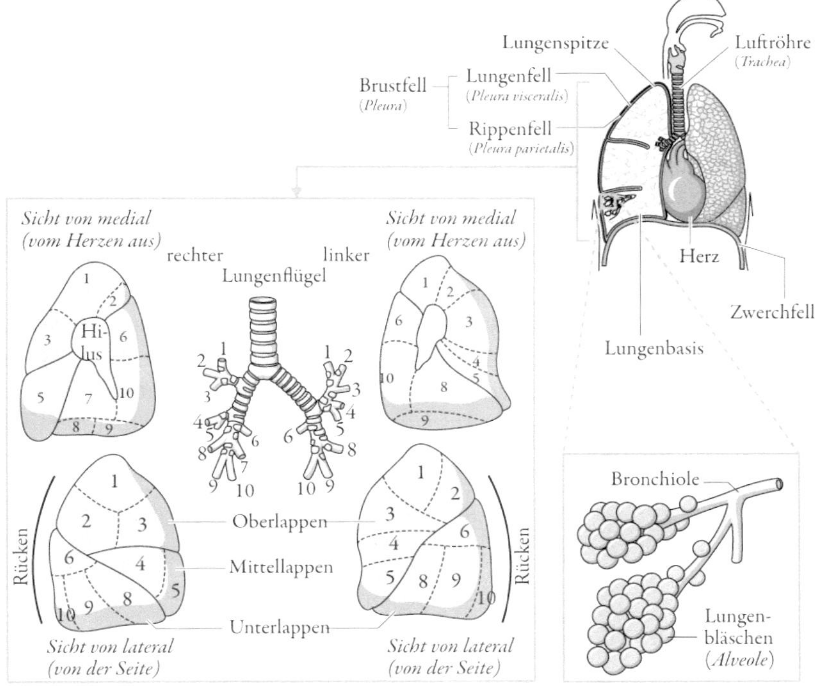

Lage der Lungen und Lungensegmente

Der Bronchialbaum tritt am Lungenhilus (der sog. Lungenwurzel), zusammen mit Blut- und Lymphgefäßen und den Nervenbahnen in die Lungen ein. Die Lungen sind vom Brustfell (Pleura) umgeben. Die Pleura besteht aus zwei Pleurablättern, dem Lungenfell (Pleura viszeralis), das die Lungenflügel direkt umhüllt und dem Rippenfell (Pleura parietalis), das die Brusthöhle auskleidet und fest mit den Rippen verwachsen ist. Am Hilus sind Lungen- und Rippenfell miteinander verbunden.

Zwischen den beiden Blättern befindet sich der Pleuraspalt, in dem sich seröse Flüssigkeit befindet. Das ermöglicht eine Gleitfähigkeit bei gleichzeitiger Adhäsion (Anziehung) zwischen den beiden Pleurablättern. Durch die Adhäsion bewegen sich die Lungenflügel mit dem Thorax: Bei der Einatmung dehnen sich die Lungen entsprechend der Rippenbewegung aus, bei der Ausatmung ziehen sie sich zusammen.

Innere Atmung, äußere Atmung, Atempumpe ... Das ist ja ganz schön kompliziert!
Es ist eben alles eine Frage der Atemtechnik ...
Die Lunge
ATEM

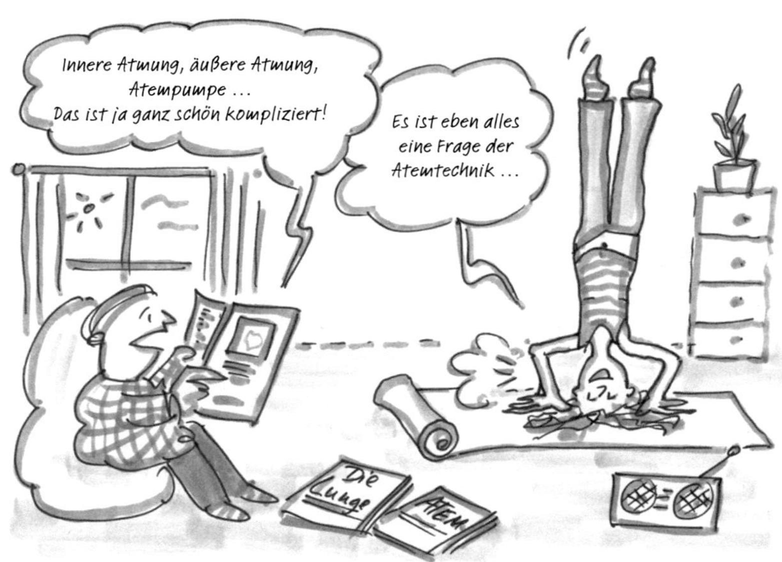

4.1.2 Der physiologische Atemvorgang

Die **äußere Atmung** bezeichnet den Gasaustausch zwischen dem Blut und der Umgebungsluft und umfasst alle Organe, die am O_2/CO_2-Austausch beteiligt sind (von der Nase bis zu Alveolen).

Die **innere Atmung** bezeichnet den Sauerstoffverbrauch bei Verbrennungsvorgängen in den Zellen zur Energiegewinnung, der in den Mitochondrien stattfindet. Das respiratorische System, zuständig für den äußeren Gasaustausch, wird in zwei Bereiche unterteilt: in das Gasaustauschorgan Lunge und die sie ventilierende Atempumpe.

Die **Atempumpe** ist ein zentraler Begriff in der Beatmungstherapie und umfasst

- Atemzentrum,
- Nerven,
- Thorax und
- Atemmuskulatur.

Atemzentrum

Die Atmung wird im Atemzentrum des Zentralen Nervensystems (ZNS) gesteuert – man bezeichnet dies als Atemregulation. Das Atemzentrum mit dem 1. Motoneuron ist zuständig für den Atemantrieb und liegt größtenteils im Hirnstamm (Medulla oblongata). Die normale Ruheatmung wird von inspiratorischen Neuronen gesteuert, die Ausatmung (Exspiration) folgt passiv (mechanisch) den Stellkräften von Lunge und Thorax.

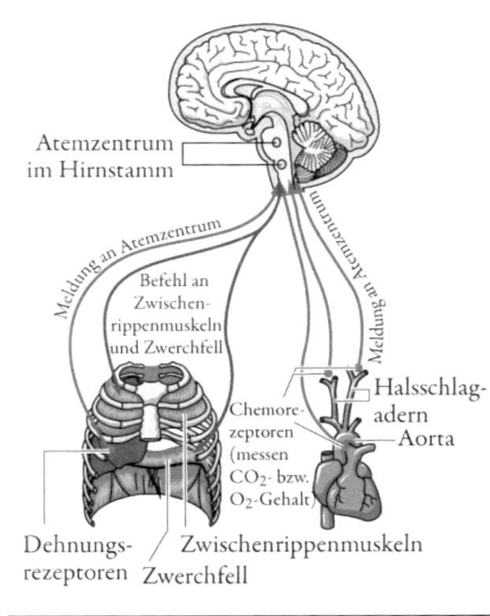

Regulation der Atmung

Die Steuerung der Atmung erfolgt

- reflektorisch durch Dehnungsreize über den Nervus Vagus und
- chemisch über den CO_2 und O_2-Partialdruck sowie willkürlich durch bewusste Atmung.

Nerven

Für die Atmung wichtige Nerven sind:

- Der Nervus Vagus. Über ihn steuert die Lunge selbstreflektorisch das jeweilige Verhältnis von Atemrhythmus zu Atembedarf. So fließen bei Aufblähung der Lungen Erregungsströme in das Atemzentrum. Diese hemmen auf dem Höhepunkt der Einatmung deren Weiterführung über das Atemzentrum, es wird auf Ausatmung umgestellt.
- Der Nervus Phrenicus entspringt aus dem dritten bis fünften Halssegment und innerviert den Haupt-Atemmuskel, das Zwerchfell (Diaphragma).
- Die inneren und äußeren Zwischenrippennerven (Nn. Intercostales externi et interni). Sie versorgen die motorische Zwischenrippen- und Bauchmuskulatur.

Thorax

Der knöcherne Thorax besteht aus den zwölf Brustwirbeln, Sternum und Rippen. Die Rippen sind hinten mit den Wirbelkörpern und einem Processus transversalis gelenkig verbunden, vorne am Sternum durch hyaline Knorpel.

Die beiden Öffnungen des Thorax nennt man obere und untere Thoraxapertur. Die untere Thoraxapertur wird durch das Zwerchfell vom Bauchraum getrennt. Das **Zwerchfell**, befestigt an Lendenwirbeln, Rippen und Brustbein (Sternum), begrenzt den Thorax nach unten und ist der wichtigste Atemmuskel.

Durch die am Thorax ansetzenden Muskeln und die gelenkigen Wirbelkörperverbindungen wird der Thoraxraum bei der Inspiration gedehnt, dadurch wird das Volumen größer, es entsteht ein Unterdruck und die Luft strömt ein. Bei der Exspiration verkleinert sich der Brustraum wieder, die Luft strömt aus.

Atemmuskulatur und Atemhilfsmuskulatur
Die Entfaltung der Lunge ist ein aktiver Vorgang, der durch die Atemmuskulatur ermöglicht wird. Bei verstärkter Ein- oder Ausatmung und bei Atemnot wird die Atemhilfsmuskulatur eingesetzt.

Die **Atemmuskeln** werden bei der Atmung in Ruhe eingesetzt:
- Das Zwerchfell kontrahiert, es kommt zu einem Unterdruck im Pleuraspalt und zur Erweiterung des Thorax, das löst die Einatmung aus. Es leistet ca. 60–80 % der zur Inspiration benötigten Muskelarbeit. Beim Ausatmen entspannt sich das Zwerchfell. Die Lunge zieht sich durch ihre elastischen Fasern zusammen, das Zwerchfell nimmt wieder Kuppelform an. Die Ausatmung geschieht ohne aktive Mitwirkung von Muskeln.
- Die äußeren Zwischenrippenmuskeln (Mm Intercostales externi) heben die Rippen, erweitern damit den Thorax und stützen damit die Inspiration.
- Die inneren Zwischenrippenmuskeln (Mm intercostales interni) senken die Rippen und unterstützen die Ausatmung.

Die **Atemhilfsmuskeln** unterstützen die Atemmuskeln bei besonderer Beanspruchung, z. B. bei Atemnot, hoher sportlicher Belastung oder bei pulmonalen Einschränkungen.

Folgende Atemhilfsmuskeln unterstützen die **Inspiration:**
- Rippenheber (Mm. levatores costarum) ziehen die Wirbelkörper nach unten.
- Vorderer und hinterer oberer Sägezahnmuskel (M. serratus anterior und M. serratus posterior superior) heben die Rippen an, dadurch wird der Brustkorb erweitert.
- Treppenmuskeln (Mm. skaleni) heben und fixieren die oberen Rippen.
- Der Kopfwendermuskel (M. sternocleidomastoideus) hebt das Brustbein.
- Großer und kleiner Brustmuskel (M. pectoralis major und M. pectoralis minor) ziehen die Schulter nach schräg vorne unten. Stützt man die Arme auf, dienen sie als Atemhilfsmuskulatur.

Die **Exspiration** wird durch weitere Atemhilfsmuskeln gestützt:

- Bauchmuskulatur bzw. Bauchpresse (Mm. obliqui externus et internus, M. transversus abdominis, M. rectus abdominis) ziehen die Rippen nach unten und erhöhen durch die Bauchpresse den Druck im Bauchraum.
- Der M. transversus thoracis spannt die Wand des Brustkorbes auf.
- Der „Hustenmuskel“ (M. latissimus dorsi) unterstützt beim heftigen Atmen die Entleerung der Lunge.

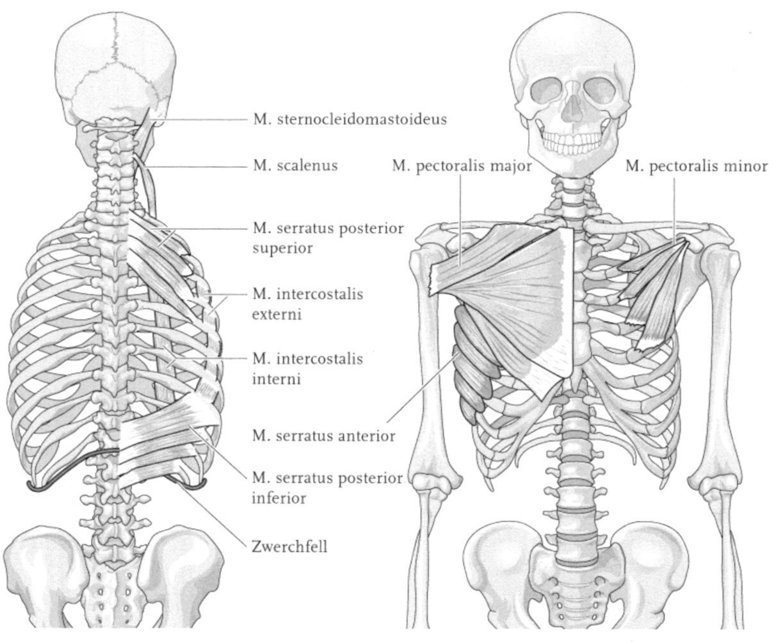

Atem- und Atemhilfsmuskulatur

Chemische Atemregulation

Die chemische Atemregulation hält den →Partialdruck von Kohlendioxid (pCO_2) und Sauerstoff (pO_2) im arteriellen Blut konstant und schafft damit die Voraussetzung für die stoffwechselangepasste O_2-Versorgung und CO_2-Entsorgung. Da CO_2 als Säure wirkt, dient die chemische Atmungsregulation gleichzeitig der Konstanthaltung des pH-Wertes im Blut (pH-Homöostase). Diese drei Regelgrößen und ihre Veränderungen werden über Chemorezeptoren erfasst und bestimmen die Aktivität des Atemzentrums und damit die alveoläre Ventilation.

Es werden periphere und zentrale Chemorezeptoren unterschieden. Die **peripheren** Rezeptoren (Paraganglien) befinden sich im Aortenbogen (Glomus aorticum) und beidseits an den Teilungsstellen der Arteria carotis communis. Bei Verminderung des pO_2 (→Hypoxie) und Erhöhung des pCO_2 im arteriellen Blut kommt es zu einem Anstieg der Wasserstoff (H^+)-Ionenkonzentration, dadurch sinkt der pH-Wert des Blutes, es wird sauer (Azidose). Die peripheren Chemorezeptoren registrieren die Veränderung, aktivieren das Atemzentrum und sind damit die wichtigste Regulationsgröße bei Hypoxie.

Die **zentralen** Chemorezeptoren liegen in der Medulla oblongata am Atemzentrum. Die Neurone reagieren auf pH-Senkung und vor allem auf eine Erhöhung des pCO_2 im Liquor. Im Liquor reagiert CO_2 mit Wasser zu Kohlensäure, die sofort in H^+-Ionen und Bikarbonat zerfällt. Damit spiegelt der Liquor-pH den arteriellen pH-Wert des Blutes wider und die zentralen Rezeptoren erfassen indirekt den arteriellen pH-Wert und den partialen CO_2-Druck.

Da CO_2 in den Liquorraum diffundieren kann und direkt die zentralen chemosensiblen Neurone des Atemzentrums stimuliert, ist CO_2 der stärkste Atemantrieb. Eine pCO_2 Erhöhung (Hyperkapnie) kann die Atemfrequenz auf das Zehnfache des Ruhewertes ansteigen lassen.

Blutgas-Normwerte (arterielles Blut)

Blutgase	Erläuterung	Normwerte
$PaO_2 = pO_2$	Arterieller Sauerstoff-Partialdruck	77–97 mm Hg bzw. 10–12,9 kPa (je nach Alter)
$PaCO_2 = pCO_2$	Arterieller Kohlendioxid-Partialdruck	35–45 mm Hg bzw. 4,6–6,0 kPa
$SaO_2 = SO_2$	Sauerstoffsättigung	95–99 %
pH-Wert	Maß für den sauren oder basischen Charakter einer wässrigen Lösung	7,35–7,45 < 7,35 = Azidose > 7,45 = Alkalose
HCO_3 - (Standardbikarbonat)	Bikarbonat des Plasmas unter physiologischen Normbedingungen	23–27 mmol/l
HCO_3 - (aktuelles Bikarbonat)	Aktuelles Bikarbonat, wird aus pH-Wert und pCO_2 errechnet	21–26 mmol/l
BE (base excess)	Basenabweichung (Basenüberschuss oder -defizit)	0 mval/l bzw. -2 bis +3 mmol/l

Erläuterung:

Unter **Partialdruck** versteht man jenen Druck, der in einem Gemisch aus idealen Gasen einer einzelnen Gaskomponente zugeordnet ist.

Das **Kohlensäure-Bicarbonat-Puffersystem** steht in enger Verbindung zu den Regulationsmechanismen der Nieren und der Lunge und ist der wichtigste Blutpuffer zum Auffangen von pH-Schwankungen im Blut. Puffer sind Mischungen aus schwachen Säuren bzw. Basen und ihren Salzen, die sowohl Säuren (H^+-Ionen) als auch Basen (OH^--Ionen) binden und damit schädliche Säure-Basen-Schwankungen abfangen können.

Die Reaktionsgleichung, nach der die einzelnen beteiligten Elemente ineinander überführt werden, lautet:

Bicarbonat + Wasserstoffionen ↔ Karbonsäure ↔ Wasser + Kohlendioxid:

$$HCO_3^- + H^+ \leftrightarrow H_2CO_3 \leftrightarrow H_2O + CO_2$$

Generell gilt:

Steigerung der Atmung	**Hemmung der Atmung**
pCO_2 ↑	pO_2 ↑
pH ↓(Azidose)	pH ↑ (Alkalose)

Gasaustausch

Unter Gasaustausch wird der Austausch von Sauerstoff und Kohlendioxid an der Blut-Luft-Schranke in den Alveolen verstanden. Die Blut-Luft-Schranke ist der Bereich der Alveolen, an dem die Alveolarmembran und die Kapillarmembran miteinander verschmolzen sind.

Der Gasaustausch umfasst:

- den Transport von Frischluft in den Alveolarraum = **Ventilation** („äußere Atmung")
- den Transport des Atemgases durch die Alveolar- und Gefäßwand = **Diffusion**
- den Ab-und Antransport des Atemgases mit dem Blutstrom = **Perfusion** („innere Atmung")

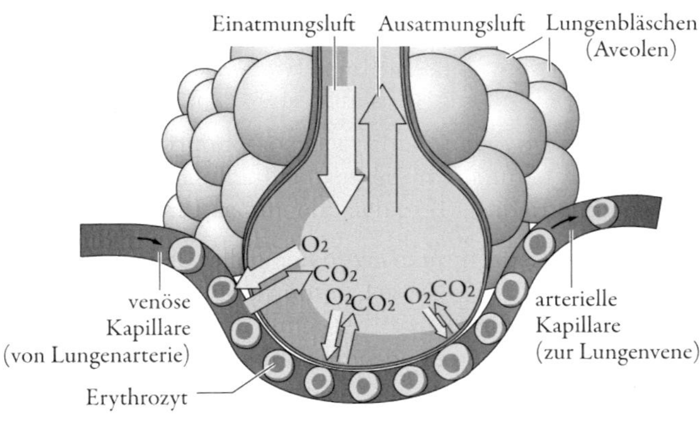

Gasaustausch in der Lunge

4.1.3 Kenngrößen der Ventilation

Die Atemmechanik dient dem äußeren Gasaustausch; sie besteht aus aktiver Einatmung und überwiegend passiver Ausatmung. Pro Atemzug werden ca. 500 ml (7 ml/kg Körpergewicht) Atemluft ausgetauscht, bei Säuglingen ca. 6 ml/kg KG. Die gesamte Atemkapazität umfasst verschiedene Kenngrößen, wobei Unterschiede zwischen dem Geschlecht, der Körpergröße wie dem Alter zu berücksichtigen sind. Die folgenden Normwerte beziehen sich auf jüngere Männer.

Kenngröße	**Beschreibung**	**Normwerte (Liter)**
Atemzugvolumen (AZV) = Tidalvolumen (TV)	(Luft-)Volumen, das in Ruhe bei normaler Einatmung eingeatmet wird	ca. 0,5 l
Vitalkapazität (VC)	nach maximaler Einatmung maximal wieder auszuatmendes Volumen	4,1–5,3 l
Forcierte Vitalkapazität (FVC)	Atemvolumen, das nach maximaler Einatmung schnell und heftig (forciert) ausgeatmet werden kann	häufig kleiner als VC
Inspirationskapazität	nach normaler Ausatmung maximal einzuatmendes Luftvolumen	2,6–3,5 l
Inspiratorisches Reservevolumen (IRV)	Volumen, das nach normaler Einatmung zusätzlich eingeatmet werden kann	2,1–3,0 l
Exspiratorisches Reservevolumen (ERV)	Volumen, das nach normaler Ausatmung zusätzlich ausgeatmet werden kann	1,5–1,8 l
Residualvolumen (RV)	Volumen, das trotz maximaler Ausatmung immer in der Lunge zurückbleibt	ca. 1,2 l
Funktionelle Residualkapazität (FRC)	Volumen, das nach normaler Ausatmung in den Atemwegen bleibt. Setzt sich aus ERV und RV zusammen.	3,1–3,4 l
Totale Lungenkapazität (TLC)	Volumen, das sich nach maximaler Inspiration in der Lunge befindet; setzt sich aus VC und RV zusammen	5,8–7 l
Einsekundenvolumen (FEV1)	Das in 1 Sekunde nach maximaler Inspiration maximal ausgeatmete Volumen, steht in dynamischer Beziehung zur FVC	$FEV_1/FVC > 75\,\%$

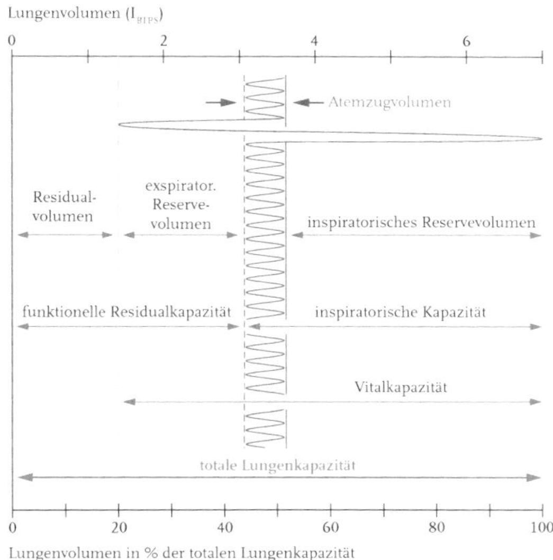

Lungenvolumina

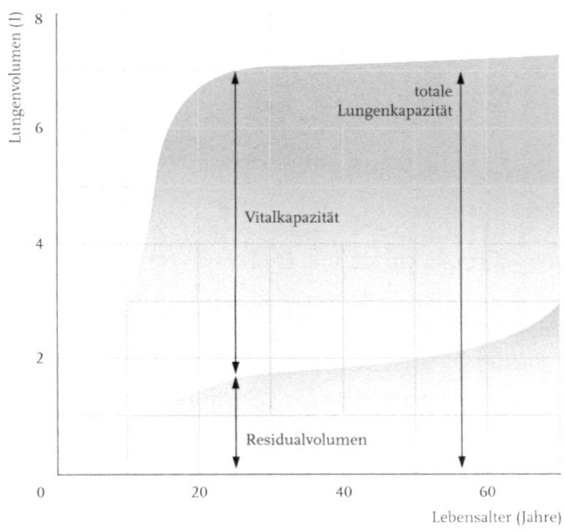

Residualvolumen und Vitalkapazität ändern sich mit dem Alter

4.2 Ventilationsstörungen

In der Langzeitbeatmungstherapie wird zwischen zwei Formen der Ventilationsstörung unterschieden. Als obstruktive Ventilationsstörung bezeichnet man Störungen aufgrund eines Strömungswiderstandes oder -hindernisses. Bei restriktiven Ventilationsstörungen dehnt sich die Lunge nicht mehr hinreichend aus, entweder durch Erkrankungen der Lunge selbst, durch zentrale Atemstörungen oder durch Erkrankungen der versorgenden Nerven und Muskeln sowie bei Thoraxwanderkrankungen.

4.2.1 Obstruktive Ventilationsstörungen

Bei den obstruktiven Ventilationsstörungen sind der Strömungswiderstand und damit der **Atemwegswiderstand** (Resistance) erhöht. Die primäre Beatmungstherapie der Wahl ist die nichtinvasive Beatmung (NIV) [→Kap. 5.1] über eine Mund-Nasenmaske oder Nasenmaske.

Ursachen obstruktiver Ventilationsstörungen können sein:

- Sekret oder Fremdkörper in den Atemwegen (Aspiration)
- Einengender Druck von außen durch z. B. Tumor oder Ödeme
- Lungenerkrankungen wie Asthma, COPD (Chronische obstruktive, nicht reversible Lungenerkrankung), Lungenemphysem oder Mukoviszidose

Indikationen zur Beatmungstherapie

Das wichtigste Kriterium zur Einleitung einer Beatmungstherapie bei obstruktiven Krankheitsbildern ist ein chronisch erhöhter Kohlensäuredioxidgehalt im Blut (Hyperkapnie), verbunden mit Symptomen der ventilatorischen Insuffizienz sowie Einschränkung der Lebensqualität. Folgende Messwerte führen zur Indikation der Beatmungstherapie:

- Chronische Tageshyperkapnie mit $PaCO_2 \geq 50$ mm/Hg
- Nächtliche Hyperkapnie mit $PaCO_2 > 55$ mm/Hg

Asthma

Asthma ist eine chronisch entzündliche Erkrankung der Atemwege, charakterisiert durch bronchiale Hypersensibilität und variable (reversible) Atemwegsobstruktion. Die Symptome reichen von einem geringgradigem Beklemmungsgefühl („Brustenge“) oder Husten bis zu hochgradiger Atemnot (oft anfallartig). Die Beschwerden können intermittierend oder anhaltend auftreten.

Asthma ist eine der häufigsten chronischen Erkrankungen, die bei ca. 10 % der kindlichen und 5 % der erwachsenen Bevölkerung in Deutschland vorkommt. Im Kindesalter ist es die häufigste chronische Erkrankung überhaupt. Allergien sind der stärkste prädisponierende Faktor bei der Entwicklung eines Asthmas im Kindes- und Jugendalter (allergisches Asthma). Das „intrinsische“ oder nichtallergische Asthma entsteht durch Infektionen der Atemwege. Auch Mischformen sind möglich.

Beatmungspflichtig werden Asthmapatientinnen bei lebensbedrohlichen Anfällen, die trotz intensiver medikamentöser Therapie nicht kontrolliert werden können, z. B. bei

- persistierender oder zunehmender Hypoxämie ($SaO_2 < 92\,\%$)
- Hyperkapnie
- Erschöpfung, Bewusstseinsstörung, Koma oder Atemstillstand.

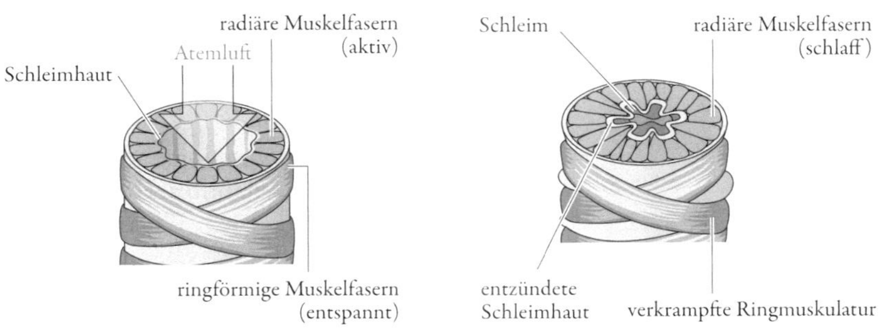

Querschnitt gesunder/kranker Bronchus

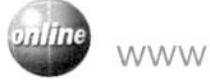
www.leitlinien.de/nvl/asthma

COPD (Chronic Obstructive Pulmonary Disease)

Die COPD ist eine chronisch progrediente Lungenkrankheit, die auf dem Boden entzündeter und dauerhaft verengter Atemwege (Bronchitis, Lungenemphysem) entsteht. Die Ursache sind Partikel oder Gase, in erster Linie Tabakrauch. Im Gegensatz zum Asthma lässt sich die Verengung der Atemwege mit Medikamenten nur teilweise bessern, aber nicht vollständig beseitigen.

Hauptsymptome sind chronischer Husten, Auswurf und Atemnot, anfangs nur unter Belastung, später auch in Ruhe. Die COPD ist weltweit die vierthäufigste Todesursache. Die Erstdiagnose wird meist nach dem 60. Lebensjahr gestellt, die Erkrankung ist nicht reversibel.

Die COPD betrifft nicht nur die Lunge, sondern hat auch signifikante extrapulmonale Auswirkungen auf Herz, Kreislauf, Skelett, Muskulatur, Psyche und Stoffwechsel, die sich auf den Schweregrad auswirken.

Bei Patienten mit COPD ist die Atemmuskulatur durch die Erhöhung der Atemarbeit schon in Ruheatmung vermehrt beansprucht. Bei chronischer ventilatorischer Insuffizienz wird die Indikation zur intermittierenden nichtinvasiven Beatmung [→Kap. 5.1] dann gestellt, wenn alle konservativen Behandlungsmöglichkeiten ausgeschöpft sind und der Patient weiterhin hyperkapnisch ist.

Zeitweilig kann es zur **Exazerbation** kommen mit akuter und anhaltender Verschlechterung des Befindens, Zunahme von Husten, Auswurf und Atemnot. Die Hauptursache sind Bronchialinfekte. Die Indikation zur Beatmung besteht bei Exazerbationen mit ausgeprägter respiratorischer Insuffizienz. Bevorzugt wird die nichtinvasive Beatmung, invasive Beatmung ist nur indiziert bei Patienten, die für eine nichtinvasive Beatmung ungeeignet sind bzw. die NIV nicht in kurzer Zeit zur Besserung führt.

www.copd.versorgungsleitlinien.de

Lungenemphysem

Das Lungenemphysem beschreibt eine abnorme und dauerhafte Erweiterung der Lufträume distal der terminalen Bronchioli mit Zerstörung der Alveolarsepten. Diese Alveolen nehmen nicht mehr am Gasaustausch teil, es kommt zu einer deutlichen Vergrößerung des Totraums mit allen Zeichen von Atemnot und Beklemmungsgefühlen.

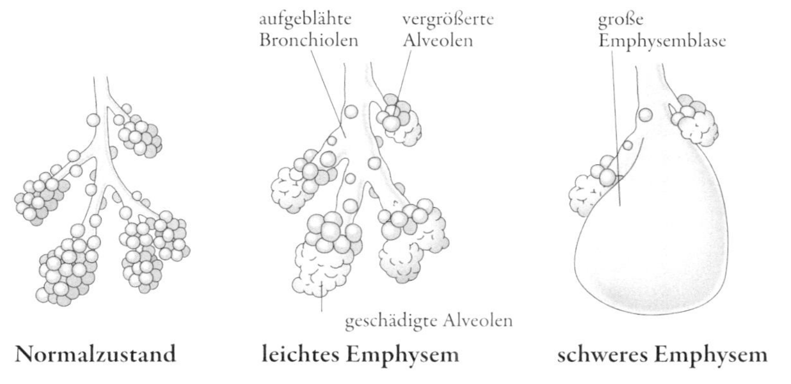

Pathophysiologie des Lungenemphysems

Mukoviszidose

Die Mukoviszidose wird auch „zystische Fibrose" genannt. Es handelt sich um eine genetisch bedingte Erkrankung (autosomal-rezessiver Erbgang) der exokrinen Drüsen verschiedener Organsysteme wie Lunge, Pankreas, Nebenhoden und Gallenwegen. Die Folge ist eine erhöhte Viskosität aller exokrinen Sekrete.

In der Lunge kommt es zu Retention von viskösem Sekret, zu Bronchialobstruktion mit Dys- und Atelektasen, chronischen Bronchitiden und emphysematischen Veränderungen

Inzwischen erreichen – dank intensiver Behandlungsmaßnahmen – die meisten der Betroffenen das Erwachsenenalter. Es bleibt aber als häufigste Todesursache die respiratorische Insuffizienz.

4.2.2 Restriktive Ventilationsstörungen

Bei restriktiven Ventilationsstörungen dehnt sich die Lunge aus verschiedenen Gründen nicht hinreichend aus. Die Vitalkapazität, die totale Lungenkapazität, das Residualvolumen sowie die funktionelle Residualkapazität sind vermindert [→Kap. 4.1.3].

Restriktive Erkrankungen werden unterschieden in:

- restriktive Lungenerkrankungen
- restriktive Thoraxwanderkrankungen
- neuromuskuläre Erkrankungen (Muskel-, Nerven- und ZNS Erkrankungen

Restriktive Lungenerkrankungen sind gekennzeichnet durch eine Verminderung der funktionsfähigen Alveolen. Als Ursache dafür kommen in Frage:

- Lungengerüsterkrankungen wie Lungenfibrose, interstitielle Pneumonie, Medikamente, Gifte, Stäube oder Strahlen
- Entzündungen der Lunge
- Lungenödem
- Verlust von Lungengewebe (z. B. nach Operationen)

Thoraxwanderkrankungen zeigen sich als schwere Deformierungen des Thoraxskeletts, der Thoraxwand oder der Wirbelsäule. Sie führen zu einer ungünstigen Atemmechanik mit reduzierter Thoraxcompliance [→Kap. 4.1.2].

Erkrankungen, die zu einer außerklinischen Beatmung führen können:

- Pleuraerguss, Pleuraschwarte (z. B. nach Tuberkulose)
- Rippenserienfraktur (z. B. bei Unfall)
- Post-Tuberkulose-Syndrom
- Operationen (z. B. nach Thorakoplastik bei Tuberkulose)
- Kyphose („Buckel“, nach hinten gehende Krümmung der Wirbelsäule; als krankhaft wird die Kyphose bezeichnet, wenn der Rundrücken überdurchschnittlich ausgeprägt ist und damit zu erheblichen Einschränkungen beim Atmen führen kann.)

- Kyphoskoliose (seitliche Verschiebungen der Wirbelsäule zusätzlich zum „Buckel“)
- Trichterbrust (krankhafte Veränderung des Brustkorbs, wobei der vordere Teil regelrecht einsinkt und deutlich Probleme der Atmung verursacht)
- M. Bechterew (Spondylitis ankylosans) ist eine schmerzhafte, chronisch verlaufende entzündlich-rheumatische Erkrankung, die sich vor allem an der Wirbelsäule auswirkt. Entzündungen der Wirbelgelenke, der Gelenke zwischen den Wirbeln und Rippen sowie zwischen Kreuz-und Darmbein können zur Verknöcherung der Gelenkumgebung und zu knöchernen Überbrückungen der Gelenke führen. Dadurch kommt es zu Versteifungen im Brustkorb und an der Wirbelsäule mit allen Folgen einer erschwerten Atmung.

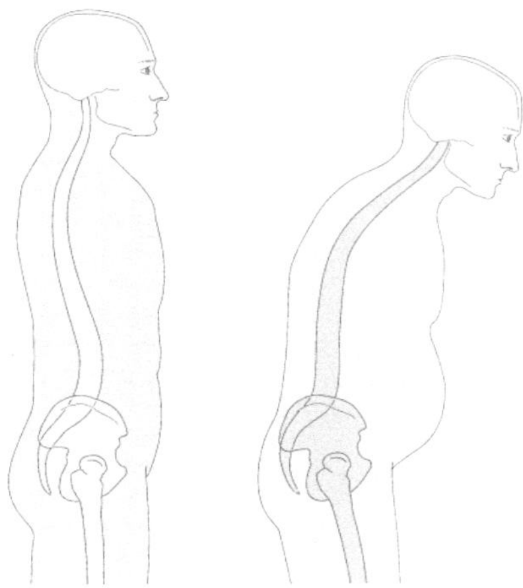

Physiologische Skelettstellung und Veränderungen bei Morbus Bechterew

Sonderfall Obesitas-Hypoventilationssyndrom (OHS)

Unter einem Obesitas-Hypoventilationssyndrom (OHS) versteht man die mechanisch bedingte Hypoventilation bei starkem Übergewicht (BMI >30 kg/m²). Vor allem im Liegen kommt es zu einer deutlich erschwerten Brustkorbdehnung (verminderte Thoraxcompliance) und damit zu einer zentralen Hypoventilation.

Oft liegt bei diesen Patienten zusätzlich eine obstruktive Schlafapnoe (OSAS) vor. Die direkte Ursache der OSAS ist eine starke Entspannung der ringförmigen Muskulatur um die oberen Atemwege im Schlaf. Dadurch ist der obere Teil der Luftröhre nicht mehr in der Lage, dem beim Einatmen entstehenden Unterdruck genug Widerstand entgegenzusetzen. Der obere Teil der Luftröhre fällt zusammen und es kommt zu einer Obstruktion der Atemwege.

Die Folge ist eine Überlastung der Atempumpe mit entsprechenden Symptomen einer Hypoventilation, wie z. B. ausgeprägter Tagesmüdigkeit, rascher Erschöpfung, Atemnot (Dyspnoe), Kopfschmerzen und Schlafstörungen. Unregelmäßige Atmung und periodische Atemaussetzer können zu Hyperkapnie [→Kap. 4.2.1] führen. In schweren Fällen wird eine intermittierende Maskenbeatmung angewandt.

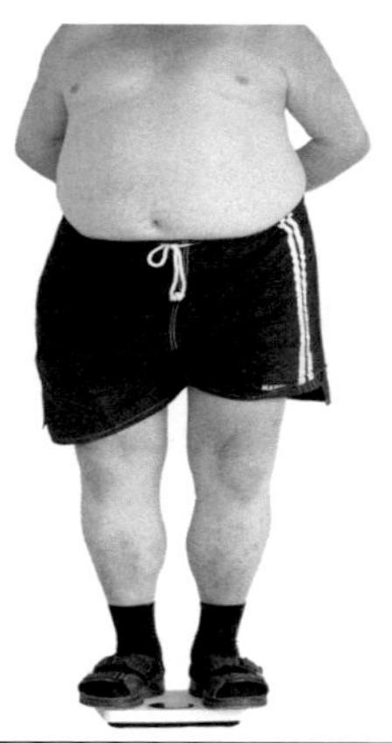

Obesitas-Patient: Durch das Übergewicht wird die Atmung deutlich erschwert.

4.3 Neuromuskuläre Erkrankungen (NME)

Die neuromuskulären Erkrankungen (NME) zählen zu den restriktiven Ventilationsstörungen, sind aber die häufigste Ursache für die außerklinische Beatmung. Daher werden sie gesondert aufgeführt.

NME umfassen Erkrankungen des Muskels selbst (Muskelzelle), neuromuskuläre Übertragungsstörungen, Erkrankungen der peripheren Nerven (Neuropathie) und der motorischen Nervenzellen im Rückenmark und des Gehirns (Motoneuronenerkrankungen).

4.3.1 Amyotrophe Lateralsklerose (ALS)

Die amyotrophe Lateralsklerose (ALS) ist eine rasch progrediente degenerative Erkrankung unbekannter Ursache. Pathologisch-anatomisch liegt der ALS eine Degeneration des 1. und 2. Motoneurons, der motorischen Hirnnervenkerne (Nn. V, VII, X, XII), einzelner Abschnitte der Pyramidenbahn sowie des Gyrus praecentralis zugrunde.

Die Degeneration des 1. Neurons äußert sich in Form von Muskelspasmen, jene des 2. Neurons in Abhängigkeit der betroffenen Regionen. Sind die bulbären Hirnnervenkerne betroffen, zeigt sich dies in progressiver Bulbärparalyse mit Dysphagie, deutlichen Sprachstörungen sowie pathologischem Weinen und Lachen. Sind dagegen die Vorderhornzellen betroffen, weisen die Patientinnen das klinische Bild einer spinalen Muskelatrophie mit schlaffen Paresen und Muskelatrophien auf. Der Begriff Lateralsklerose bedeutet Degeneration der Rückenmarks-Seitenstränge.

Die Betroffenen haben keine Sensibilitätsstörungen, keine intellektuellen oder geistigen Ausfälle und auch keine Störungen der Augenmotorik. Dagegen ist die Beeinträchtigung der Atemmuskulatur die Regel und führt infolge zunehmender →Hypoxie zu einer allmählichen CO_2-Narkose (die Patienten trüben durch den steigenden Kohlendioxidgehalt im Blut zunehmend ein). Patienten mit ALS erhalten auf Wunsch eine NIV über Nasen-Mundmaske. Eine invasive Beatmung wird nicht mehr als das Mittel der Wahl empfohlen.

4.3.2 Critical Illness Polyneuropathie (CIP)

CIP ist eine Sekundärkomplikation bei Multiorganversagen und Langzeitbeatmung (ca. 10 % der Intensivpatienten).

Die CIP wird in der Regel nicht vor der Entwöhnung von der maschinellen Beatmung (Weaning) erkannt. Erst dann fällt auf, dass die Atemmuskulatur beteiligt ist. Die akute Degeneration von Nervenaxonen bildet sich nach einiger Zeit zurück. Unterstützende Beatmungstherapie kann noch längere Zeit notwendig sein.

4.3.3 Guillain-Barré-Syndrom

Beim Guillain-Barré-Syndrom handelt es sich um eine akut aufsteigende Lähmung unbekannter Ursache. Vermutet wird eine Immunreaktion gegen periphere Nerven einschließlich Vorder- und Hinterwurzeln (Polyradikulitis) nach Infektionskrankheiten und Schutzimpfungen. Neben der akuten Verlaufsform gibt es auch einen chronischen Verlauf. Die Erkrankung beginnt meist mit folgenden Symptomen:

- akute Rücken- und Gliederschmerzen
- Strumpf- und handschuhförmige Parästhesien
- Paresen des Beckengürtels

Es folgen symmetrisch aufsteigende Lähmungen, die auf die Rumpf- und Atemmuskulatur übergreifen und zu Atemlähmung (Beatmungspflichtigkeit) sowie Hirnnervenausfällen (Landry Paralyse) führen. Vegetative Begleitsymptome sind Störungen der Herz-Kreislauf-Atem- und Temperaturregulation sowie Blasenstörungen. Je nach Manifestation der Schädigung spricht man von:

- Polyneuritis
- Polyradikulitis
- Polyradikuloneuritis
- Polyradikuloganglioneuritis

4.3.4 Myasthenia gravis

Die Myasthenia gravis ist eine Autoimmunerkrankung, bei der Antikörper gegen die Acetylcholinrezeptoren der Muskeln gebildet werden. Dadurch kommt es zu einer Übertragungsstörung von Nervenimpulsen auf die Muskulatur. Die Folge ist eine belastungsabhängige Muskelschwäche. Es zeigen sich folgende Symptome:

- okuläre Symptome wie Doppelsehen und Ptosis (hängendes Augenlid)
- Sprech-, Kau- und Schluckstörungen
- Lähmungen vor allem der rumpfnahen Muskeln
- bei akuter Verschlechterung auch Lähmung der Atemmuskulatur mit der Notwendigkeit einer Langzeitbeatmung

4.3.5 Poliomyelitis

Die Poliomyelitis ist eine infektiös-entzündliche Erkrankung, die durch Viren hervorgerufen wird. Die Entzündung betrifft vorwiegend die motorischen Vorderhornzellen des Rückenmarks. Nach anfänglichen katarrhalischen Symptomen kommt es im Verlauf zu schlaffen Paresen der Extremitäten wie des Zwerchfells und der Intercostalmuskulatur. Häufig sind auch Paresen der Hirnnerven Nn X, XI, XII mit gravierenden Störungen der Atem-und Kreislauffunktion bis hin zur Beatmungspflichtigkeit.

Als Folge der Erkrankung verbleibt meist eine schlaffe atrophische Parese der Gliedmaßen. Treten Jahre nach der akuten Erkrankung neue fortschreitende Lähmungserscheinungen auf, spricht man von einem Post-Polio-Syndrom.

Durch die Einführung der Schluckimpfung ist die Poliomyelitis weltweit zurückgegangen. Bei zurückgehendem Impfschutz ist mit ihrem erneuten Auftreten zu rechnen. Epidemien kommen nach wie vor unter der schwarzen Bevölkerung Südafrikas vor.

4.3.6 Schädel-Hirn-Traumen (SHT)

Der Begriff fasst offene und gedeckte Schädelverletzungen mit Hirnbeteiligung zusammen. Unterschieden werden extrazerebrale und intrazerebrale SHT wie Schädelfrakturen, Contusio cerebri und Gefäßläsionen. Sowohl extrazerebrale Traumata wie auch Gefäßläsionen können zu intrakraniellen Blutungen führen (epidurales Hämatom, subdurales Hämatom, Subarachnoidalblutung, intrazerebrales Hämatom).

Intrakranielle Blutungen führen zu einem intrakraniellen Druckanstieg mit sekundärer Hirnschädigung (Compressio cerebri). Als Folge kann eine Schädigung des Hirnstammes mit Beeinträchtigung vitaler Funktionen sein (Atmung, Herz-Kreislauf-System).

Zunächst benötigen diese Patientinnen intensivmedizinische Behandlung im Krankenhaus. Nach Stabilisierung ihres Gesundheitszustandes bei gleichzeitig erfolglosem Weaning erfolgt die Übernahme in die außerklinische Intensivpflege.

4.3.7 Hohe Querschnittlähmung

Zu einer Querschnittlähmung kommt es aufgrund einer Schädigung des Rückenmarks. Die Ursachen sind in der Regel traumatisch bedingt:

- Kontusion des Rückenmarks durch Unfälle (Stürze, Kopfsprung)
- Einengung des Spinalkanals durch Wirbelfrakturen, Diskushernien oder spinale Blutungen

Liegt die Verletzung oberhalb des vierten Halswirbels (C4), ist eine dauerhafte Beatmungstherapie notwendig.

4.3.8 Durchblutungsstörungen des Gehirns

Sie zählen zu den häufigsten Ursachen zentraler neurologischer Ausfälle. Man unterscheidet:

Zerebrale Ischämien (85 %)

- Thromboembolien der Hirngefäße („Schlaganfall")
- kardiogene Embolien
- zerebrale Mikroangiopathien
- Vaskulitiden (Entzündungen der Blutgefäße durch autoimmune Prozesse)
- Hirnnerven-und Sinusthrombosen und

Vaskuläre Hirnblutungen (15 %)

- intrazerebrales Hämatom
- Subarachnoidalblutung (SAB)

Als Hirninfarkt bezeichnet man einen Gewebeuntergang infolge einer Mangeldurchblutung des Hirngewebes. Die Symptome nach einem Hirninfarkt richten sich nach der Lokalisation des Infarktes im Gehirn.

Bei Hirninfarkten im Bereich der Arteria basilaris ist der Hirnstamm betroffen. Da im Hirnstamm lebenswichtige Zentren für die Regulation von Bewusstsein, Herz-Kreislauf und Atmung liegen, sind lebensbedrohliche Herz-Kreislauf- und Atemstörungen möglich, die eine langfristige maschinelle Beatmung erforderlich machen können.

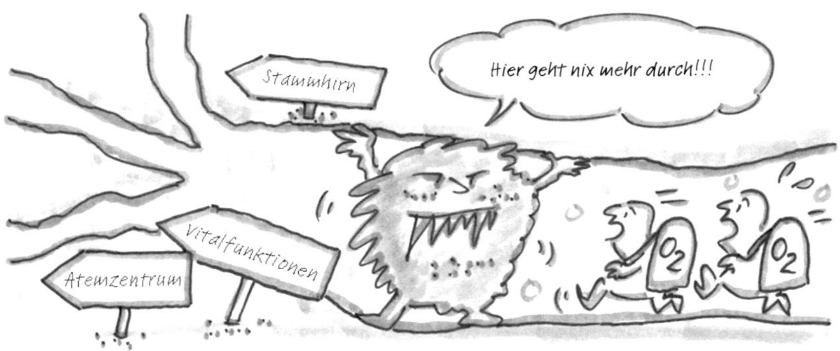

4.3.9 Progressive Muskeldystrophien

Erbliche, meist im Kindesalter beginnende und langsam fortschreitende Muskelerkrankung mit Schwäche und Atrophie der Muskeln an Gliedmaßen, Rumpf und im Gesicht.

Durch die Verminderung bzw. das Fehlen des Genprodukts Dystrophin kommt es zu einer primären Muskelfaserdegeneration, die im Verlauf der Erkrankung zunehmend durch Fett und Bindegewebe ersetzt werden (Pseudohypertrophie). Daneben kommt es auch zu einer echten Muskelfaserhypertrophie.

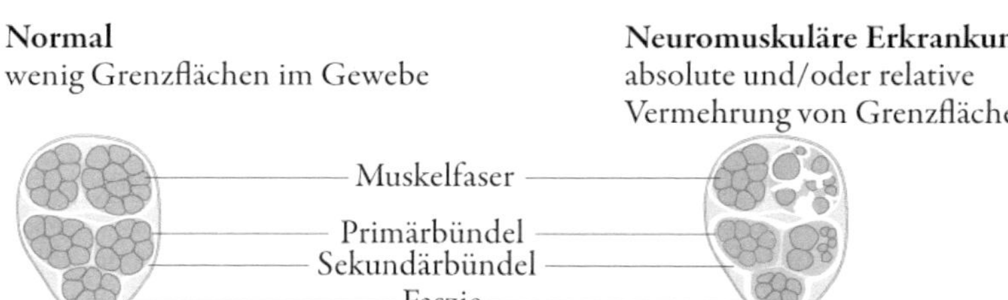

Mikroskopisches Bild eines Muskels im Querschnitt

Folgende Verlaufsformen werden unterschieden:

Typ	Manifestation	Häufigkeit der Atmungsinsuffizienz
MD Duchenne MD Becker.Kiener Emery-Dreifuss	Beckengürtel Beckengürtel Skapulo-humero-peroneale Muskulatur	+++ ++ eher spät im Verlauf eher selten
Fazio-skapulo-humerale MD (FSH)	Gesicht und Schultergürtel	++ eher spät im Verlauf

++ Häufig (10–50%) +++ regelhaft (>50 %) Quelle: →S2 Leitlinie

Atemmuskelschwäche und Skoliose führen zu erheblicher respiratorischer Einschränkung. Mit Einführung der nichtinvasiven Beatmung [→Kap. 5.1] wurden Lebensqualität und Lebenserwartung deutlich verbessert.

5 Beatmungsformen, -modi und -geräte

Die außerklinische Beatmung ist keine kurative Therapie, sondern orientiert sich an folgenden Zielvorstellungen:

- Verbesserung der Lebensqualität und Möglichkeit selbstbestimmter Lebensführung
- Verbesserung von Symptomen und sekundären Folgen chronischer Hypoventilation (Dyspnoe, Tagesmüdigkeit, Belastbarkeit, Schlafqualität)
- Reduktion von Klinikaufenthalten und damit auch Krankenhauskosten
- Wenn möglich und erwünscht: Lebensverlängerung

5.1 Nichtinvasive Beatmung (NIV)

Die nichtinvasive Beatmung (NIV) ist eine Beatmung ohne endotracheale Intubation oder Tracheotomie [→Kap. 5.2]. Sie wird bei wachen Patienten mittels Maske durchgeführt. Vorteile gegenüber der invasiven Beatmung sind:

- keine Früh- oder Spätschäden an der Trachea
- geringeres Pneumonierisiko
- Sedierung selten erforderlich

Allerdings ist die maschinelle Atemluftzufuhr für wache Menschen anfangs oft unangenehm und vor allem ungewohnt, daher bedarf es einer individuell genau abgestimmten Art der Beatmungseinstellung. Voraussetzung für eine erfolgreiche nichtinvasive Beatmung ist die richtige Ausrüstung und ein geschultes Team.

In der Palliativversorgung kann NIV zur Linderung von Dyspnoe und Besserung der Lebensqualität eingesetzt werden – sofern die Patientin dies wünscht.

5.1.1 Verschiedene Masken mit Vor- und Nachteilen

Bei der NIV werden verschiedene Beatmungsmasken (Interfaces) eingesetzt; sie gibt es in unterschiedlichen Größen und Formen. Prinzipiell sollte die Nasenmaske bevorzugt werden, da die Gefahr von Druckstellen hier am geringsten ist.

Alle Masken müssen unbedingt dicht schließen und einigermaßen angenehm sitzen – das Risiko von Druckstellen ist generell hoch.
Fullface- und Total-Face-Masken müssen durchsichtig sein, um die Beatmung besser überwachen und Komplikationen (z. B. Erbrechen) frühzeitig erkennen zu können.

Es kann auch erforderlich sein, die Masken in kürzeren Abständen anzupassen, etwa nach Veränderung des Körpergewichts, der Gesichtsmuskulatur oder des Hautturgors.

Folgende Masken und Hilfsmittel stehen zur Verfügung:
- Nasenmaske, industriell oder individuell angefertigt
- Nasen-Mund-Maske (Fullface-Maske)
- Gesichtsmaske (Total-Face-Maske)
- Helm
- Mundstücke
- Nasenoliven

Nasenmaske
Sie wird in der nichtinvasiven Beatmung zu Hause am häufigsten verwendet.

Vorteile:
- Sie ist relativ komfortabel zu tragen und
- weist eine hohe Dichtigkeit auf.
- Abhusten und verbale Kommunikation sind problemlos möglich.

Nachteile:

- Sie ist nur bei Nasenatmung effektiv und
- erfordert eine gute Kooperation von Seiten der Patienten.

Atmet die Patientin mit Nasenatmung nur zeitweilig durch den Mund, kann mit einer Kinnbinde Abhilfe geschaffen werden. Bei ruhig liegenden Menschen erreicht man den gleichen Effekt auch mit einem kleinen Kissen unter dem Kinn.

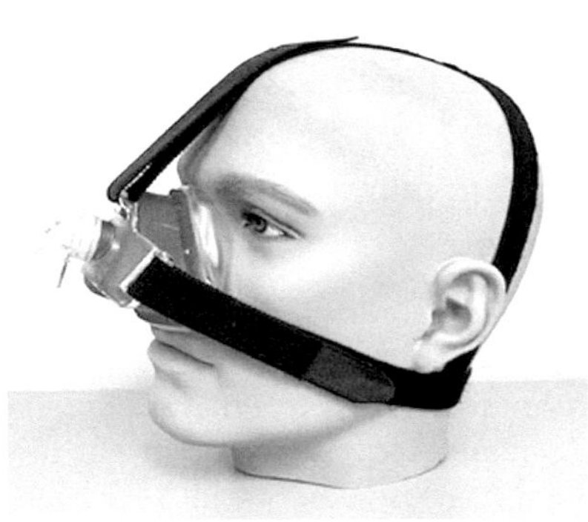

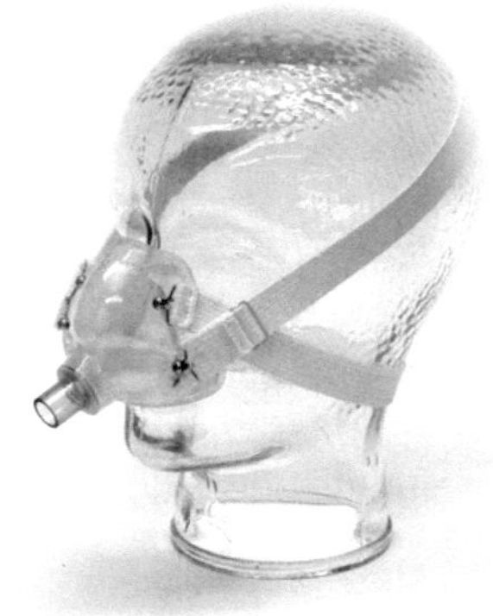

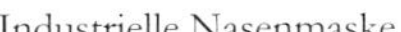

Industrielle Nasenmaske

Iindividuell angefertigte Nasenmaske

Industriell oder individuell gefertigte Masken?

Die industriell gefertigten Masken haben mittlerweile ein hohes Maß an Passgenauigkeit und Tragekomfort erreicht, sodass etwa 80% der Betroffenen gut damit zurechtkommen. Dennoch gibt es auch Physiognomien, bei denen eine individuelle Anfertigung erforderlich wird. Ähnliches gilt für jene, die auf das industriell gefertigte Material allergisch reagieren, auch sie bedürfen einer individuell angefertigten Maske. Vorteile der individuellen Anpassung sind die gute Beatmungsqualität, der geringere Anpressdruck sowie die längere Haltbarkeit (ca. zwei Jahre, serielle Maske ca. 6 Monate). Nachteil ist der deutlich höhere Preis, allerdings relativiert sich dieser angesichts der unterschiedlichen Haltbarkeit.

Nasen-Mund-Maske (Fullface-Maske)

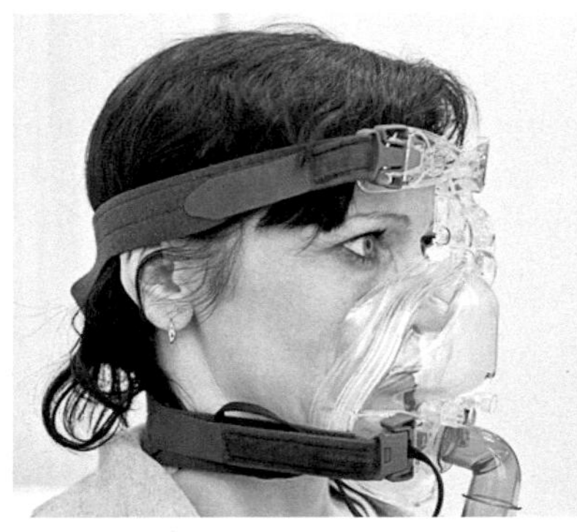

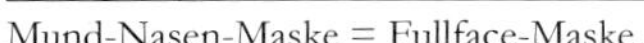

Mund-Nasen-Maske = Fullface-Maske

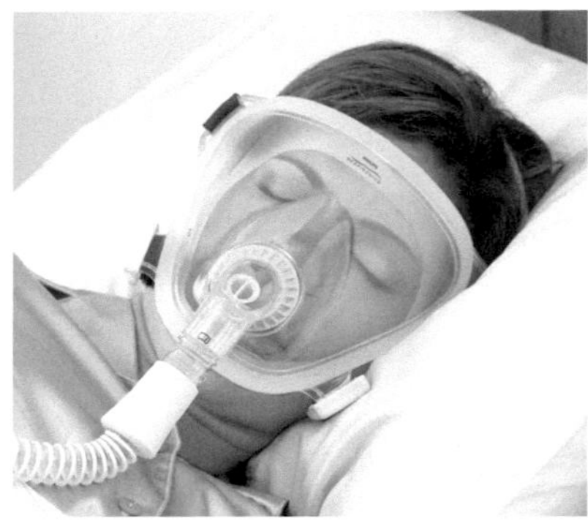

Ganz-Gesichtsmaske = Total-Face-Maske

Atmet eine Patientin überwiegend durch den Mund, dann ist eine Fullface-Maske besser geeignet. Sie ist auch bei eingeschränkter Mitarbeit anwendbar und zeigt eine gute Funktion bei Mundatmung. Nachteilig wirkt sich die oft eingeschränkte Passgenauigkeit aus, die auch ein höheres Risiko von Druckstellen auf der Nase in sich birgt. Außerdem muss zum Abhusten die Maske abgenommen werden – ebenso wie zum Sprechen. Denn Sprechen hinter der Maske führt leicht zur Verschiebung der Fixierung und damit zu Undichtigkeit.

Ganz-Gesichtsmaske (Total-Face-Maske)

Total-Face-Masken werden bei akut notwendiger Beatmung eingesetzt. Hier sind auch hohe Beatmungsdrücke möglich. Sie ist sicher und wird in der Regel gut toleriert. Allerdings muss immer darauf geachtet werden, dass die Patientin hinter der Maske nicht erbricht und möglicherweise aspiriert [→Kap. 7.1.1].

Generelle Handhabung der Masken

Sie werden nicht zu fest aufgesetzt, man muss mit einem Finger unter die Maske am Nasenrücken kommen. Ansonsten ist das Risiko der Druckstellen zu groß. Es empfiehlt sich, die druckgefährdeten Stellen mit Hydrokolloidstreifen abzupolstern.

Beatmungshelm

Dabei handelt es sich um einen transparenten Zylinder aus Weich-PVC, der über den Kopf des Patienten gestülpt wird. Kissenartige Elemente dichten den Helm im Hals- und Schulterbereich nahezu luftdicht ab. Fixiert wird der Helm durch beidseitig unter den Achseln des Patienten straff verspannte Haltebänder.

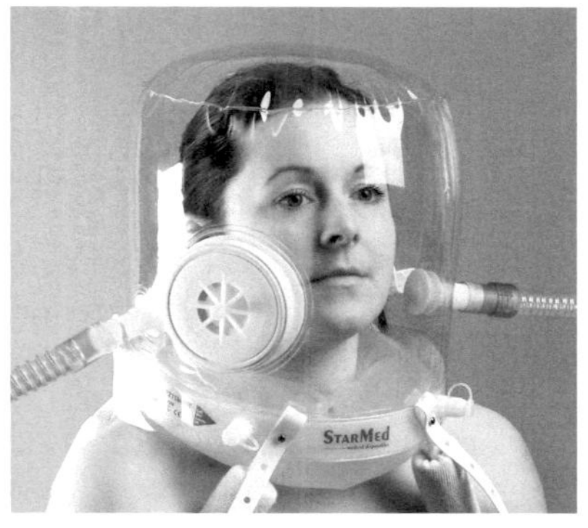

Beatmungshelm

Eingesetzt wird er bei kleineren Kindern, bei Patienten mit Gesichtsverletzungen, bei Immunsuppression oder nach Chemotherapie. Vorteilhaft ist, dass es keinen direkten Kontakt mit der Gesichtshaut gibt – wodurch Verletzungen vermieden werden und eine recht gute Toleranz durch die Patienten erreicht werden kann.

Allerdings gibt es auch nicht zu unterschätzende Nachteile: Die Triggerung [→Kap. 5.3.4] des Beatmungsgerätes ist beeinträchtigt und Messungen der Beatmungsvolumina sind aufgrund des hohen kompressiblen Volumens nicht verwertbar. Außerdem ist der Lärmpegel im Helm ziemlich hoch. Beschrieben sind auch Thrombosen in den Armen durch die Befestigungsgurte.

Mundstücke (zahntechnisch angepasst)
Speziell angefertigte Mundstücke (müssen nicht mit den Zähnen gehalten werden) werden vor allem bei einem langen Beatmungszeitraum mit Wechsel des Zugangs eingesetzt, z.B. Mundstück im Rollstuhl, Maske während des Schlafens.

Der Vorteil besteht in der Sprechfähigkeit, die dadurch gefördert wird. Probleme ergeben sich aus vermehrtem Speichelfluss und erschwerter Sekretmobilisation. Darüber hinaus kann die Verwendung eines Mundstückes über einen langen Zeitraum zu Kieferschädigung bzw. -deformierung führen.

Nasenoliven
Nasenoliven bestehen aus Silikon, die – in verschiedenen Größen verfügbar – dicht eingeführt werden. Die Dichtigkeit und der korrekte Sitz sind bei Lagewechsel störanfällig. Durch die direkte Lufteinbringung in die Nase entsteht häufiger eine Rhinitis oder Rhinosinusitis; außerdem werden hohe Beatmungsdrucke als unangenehm empfunden. Nasenoliven können bei Problemen mit maskenbedingten Hautdefekten zum Einsatz kommen.

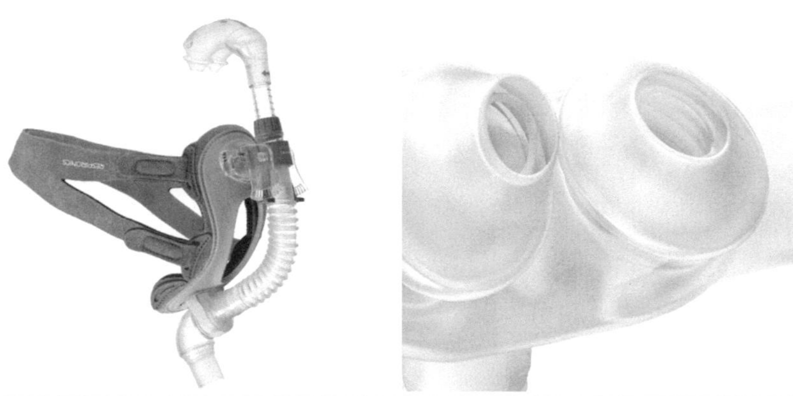

Nasenoliven mit Befestigung

5.1.2 Pädiatrische Aspekte

Masken, die in der pädiatrischen Heimbeatmung verwendet werden, müssen kindgerecht sein. Das bedeutet nicht nur kleine Größen, sondern auch, dass diese Masken eine den kindlichen Gesichtskonturen entsprechende Form haben sollten. Dichtigkeit und Haltevorrichtungen sollten bewegungstolerant ausgeführt sein, die Haltevorrichtung bedarf einer möglichst exakten Anpassung an die kindliche Kopfform. Leichte Bedienbarkeit (wenn möglich, sollte das Kind die Maske selbst öffnen und schließen können) wäre hilfreich.

5.1.3 Nebenwirkungen und Komplikationen

Die meisten Nebenwirkungen sind durch die Beatmungsmaske bedingt. Das größte Risiko der NIV besteht in der Aspirationsgefahr [→Kap. 9.1.1], weil im Gegensatz zur invasiven Beatmung die Atemwege nicht gesichert sind. Das gilt besonders im Falle des Erbrechens. Insofern ist eine lückenlose Überwachung motorisch eingeschränkter Patientinnen unerlässlich (z. B. bei ALS).

Kontraindikationen, die gegen NIV sprechen

- große Leckagen
- schwere Schluckstörungen und Aspiration
- fehlende Sekretmobilisierung trotz adäquater atemphysiotherapeutischer Unterstützung
- massive gastrointestinale Überblähung

Auf den folgenden Seiten werden unerwünschte Wirkungen von Masken sowie Gegenmaßnahmen dazu besprochen.

Unerwünschte Wirkungen von Masken

Komplikation	Maßnahmen
Undichte Maske	Maskenwechsel, ggf. individuelle Anfertigung
Discomfort (unbequem)	Wechsel der Maske oder Bänder, individuelle Anpassung
Hautreizungen	Maskenunterlage, z. B. Hydrokolloid, auch in Streifen geschnittenes Fensterleder eignet sich gut und ist preiswerter.
Latexallergie	Individuell angefertigte Maske aus Kunststoff
Hautulzerationen, Druckstellen	Maskenkorrektur bzw. -wechsel, Spannung der Haltebänder lockern, Hydrokolloidunterlage, individuelle Anfertigung einer Maske
Hautexanthem	Maßnahmen wie oben, evtl. Steroidsalbe

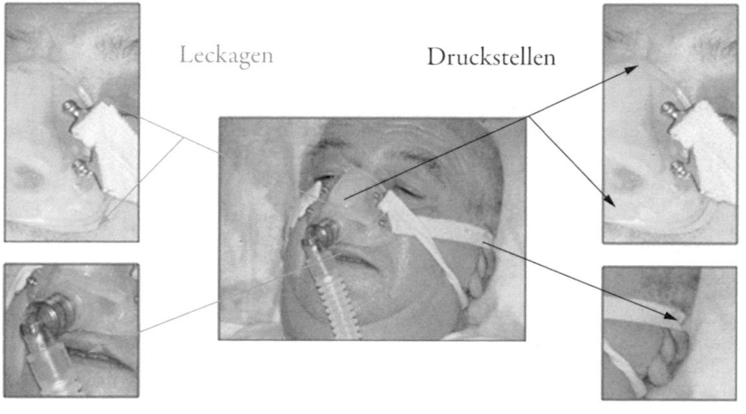

Maskenprobleme

Unerwünschte Wirkungen auf Schleimhäute

Komplikation	Maßnahmen
Rhinitis, Sinusitis: Bedingt durch den hohen Flow der Geräte kann es zu einer Austrocknung der Schleimhäute im Nasen-Rachen-Raum kommen.	aktive oder passive Atemgasklimatisierung [→Kap. 5.6.2] evtl. Verminderung des Mundlecks durch Kinnbinde oder Kissen
nasale Verstopfung	Fettsalbe, Nasenöle, Kinnbinde, evtl. Verwendung einer Mund-Nasenmaske
Niesreiz	– – –
Epistaxis (Nasenbluten) durch Austrocknung der Schleimhäute	fetthaltige Nasensalbe
Ohrenschmerzen	evtl. Beatmungsdruck reduzieren
Konjunktivitis: Ist die Maske im Bereich der Nase undicht, strömt die entweichende Luft in Richtung Augen und führt zu Reizungen der Bindehaut bis hin zu einer Konjunktivitis.	Maskensitz verbessern evtl. entsprechende Augensalben

Weitere unerwünschte Wirkungen

Komplikation	Maßnahmen
Mundleck	Kinnbinde, kleines Kissen, Mund-Nasen-Maske
Gastrointestinalluft (Blähungen)	Druckreduktion (< 30 mbar), entblähende Maßnahmen
Klaustrophobie (Angst vor kleinen Räumen)	Wechsel der Maske, wenn möglich Lockerung der Bänder, beruhigender Beistand und vor allem vorbereitende Aufklärung.
Entstehung von Gesichtsdeformation bei Kindern mit langer Maskenbeatmung	sofortige Anfertigung einer zweiten Maske mit anderer Abstützung auf dem Gesicht

5.2 Invasive Beatmung

Unter einer invasiven Beatmung versteht man die Beatmung über einen endotrachealen Tubus oder über eine Trachealkanüle, die eine Tracheotomie zur Anlage eines Tracheostomas voraussetzt.

5.2.1 Tracheotomie und Tracheostoma

Eine Tracheotomie ist die operative Eröffnung der Luftröhre (Luftröhrenschnitt). Mit Tracheostoma wird die bereits angelegte Öffnung der Luftröhre bezeichnet.

Indikation zur Tracheotomie:

- Langzeitbeatmung, z. B. bei komatösen Patienten (z. B. nach Schädel-Hirn-Trauma)
- Weaningversagen: Patientinnen, die auf absehbare Zeit nicht vom Respirator entwöhnt werden können (COPD, Thoraxwanderkrankungen [→Kap. 4.2].
- Neurologische oder neuromuskuläre Erkrankungen, die zu einer Lähmung der Atemmuskulatur führen (z. B. ALS oder Duchenne [→Kap. 4.3].
- Offenhalten der Atemwege bei anhaltender funktioneller oder mechanischer Obstruktion des oberen Respirationstraktes (Larynxstenose)
- Aspirationsprophylaxe bei Schluckstörung (z. B. zentrale Störung mit Aufhebung der Schutzreflexe wie etwa Bulbärparalyse)
- Entfernung des Kehlkopfes bei malignen Erkrankungen oder bei Tumoren im Hals-Nasen-Rachenbereich als palliative Maßnahme
- Verletzungen/Missbildungen/Lähmungen im Bereich von Kehlkopf, Kiefer und Gesicht
- Mechanische Behinderung der Atmung durch Entzündung oder Schwellung (z. B. Wespenstich)
- Absaugen von Bronchialsekret bei fehlendem Hustenstoß.

Formen der Tracheotomie

Methode	Beschreibung	Vorteil	Nachteil
chirurgisches Tracheostoma (TS)	operative Anlage des Tracheostomas in Höhe der 3. und 4. Knorpelspange: Fensterung in Größe der zu legenden Trachealkanüle	– Tracheostoma ist größer und stabiler als bei den anderen Formen. – größere Kanülen möglich – TK-Wechsel meist problemlos	–operative Anlage und auch Rückverlegung operativ erforderlich – höheres Blutungs- und Infektionsrisiko
epithelialisiertes Tracheostoma	wie chirurgisches TS; zusätzlich wird die Trachealschleimhaut nach außen gezogen und mit der Außenhaut vernäht.	– schnelle Wundheilung, leichter TK-Wechsel, weniger Infektionen – geringe Granulationsgefahr	– Anlage und Rückverlegung nur operativ möglich
Punktionstracheotomie = perkutan dilatativ angelegtes TS	Punktion der Trachea unter Bronchoskopie zwischen 3. und 4. Knorpelstange, aufbougieren (dilatieren) der Öffnung auf Kanülengröße	– schnell durchführbar – vergleichsweise minimaler Eingriff – geringes Blutungs- und Infektionsrisiko	– geringer Durchmesser, nur kleine Kanülen verwendbar – bei Dekanülierung muss schnell gehandelt werden, da sich TS sehr schnell zusammenzieht
Koniotomie	– Notfalleingriff zur schnellen Behebung einer Erstickungsgefahr – Einschnitt direkt zwischen Schild- und Ringknorpel	– überall durchführbar	– nur kurzfristige Maßnahme, muss schnellstmöglich durch ein Tracheostoma ersetzt werden

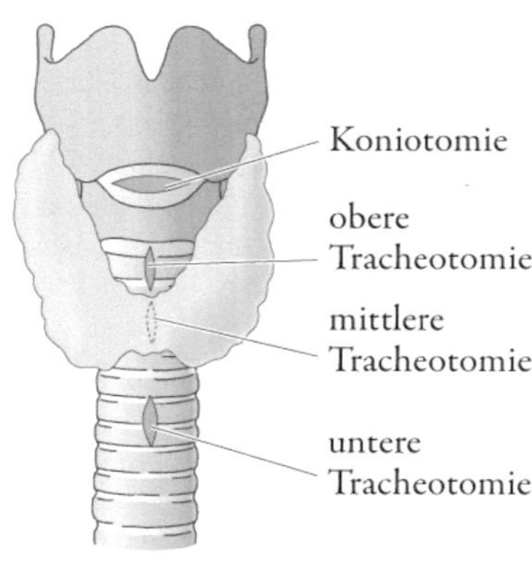

Tracheotomie und Koniotomie

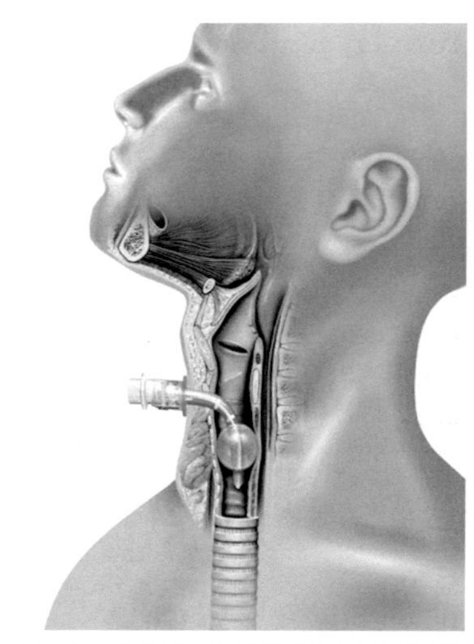

Tracheostoma mit eingelegter und geblockter Trachealkanüle

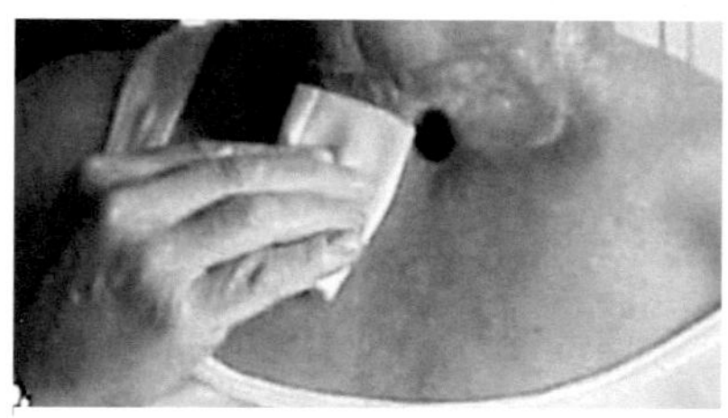

Öffnung eines epithelialisierten Tracheostomas

5.2.2 Trachealkanülen (TK)

Es gibt Trachealkanülen aus Silber und aus Kunststoff. Silberkanülen können nicht geblockt werden und werden – wenn überhaupt noch – ausschließlich von Patienten verwendet, die zwar tracheotomiert bleiben (z. B. nach Kehlkopfentfernung), aber spontan atmen.

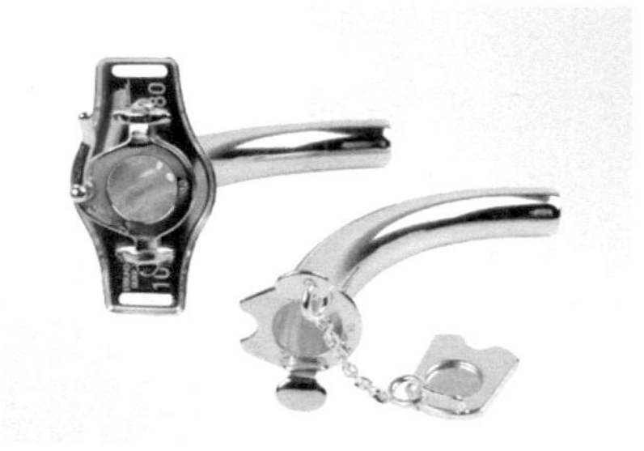

Silberkanüle mit Sprecheinsatz

In der außerklinischen Beatmungstherapie werden ausschließlich Kunststoffkanülen benutzt. Grundsätzlich werden Trachealkanülen mit Cuff verwendet. Ausnahme ist bei Kindern bis ca. 14 Jahre, wobei die biologische Entwicklung entscheidend ist, nicht das kalendarische Alter. Hier kommen Kanülen ohne Cuff zur Anwendung. Der Ballon oder Cuff dient zum Blocken in der Trachea. Die Innenkanüle, auch „Seele“ genannt, ist leicht auszutauschen und zu reinigen. Fenster (Phonationsfenster) sind dann notwendig, wenn die Betroffenen noch sprechen können, sog. „Sprechkanülen“.

Folgende Trachealkanülen aus Kunststoff sind verfügbar:

- einfache TK ohne Cuff (Ballon zum Blocken), ohne Innenkanüle („Seele“) und ohne Fenster
- TK mit Cuff und variablen Innenkanülen, mit und ohne Fenster
- TK mit Absaugmöglichkeit oberhalb des Cuffs. Hier ist ein zusätzliches Lumen in die Kanülenwand eingebaut, das eine Öffnung über dem Ballon hat.
- Alle Trachealkanülen werden mit Obturator (Einführhilfe) angeboten.

Die Kanülenmodelle haben unterschiedliche Krümmungsradien und Härten sowie unterschiedlich gelagerte Sprechfenster.

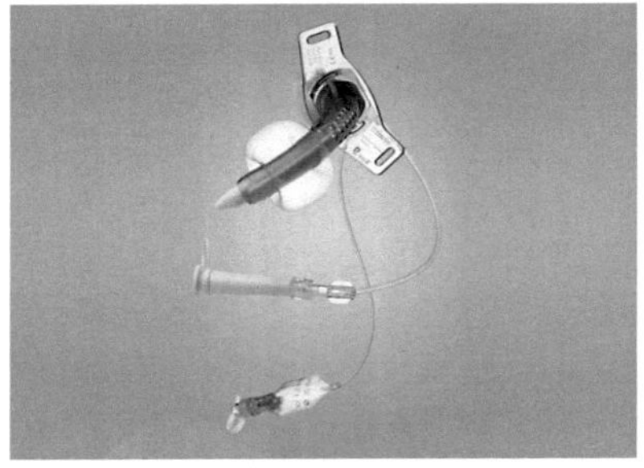

Portex Suctionaid

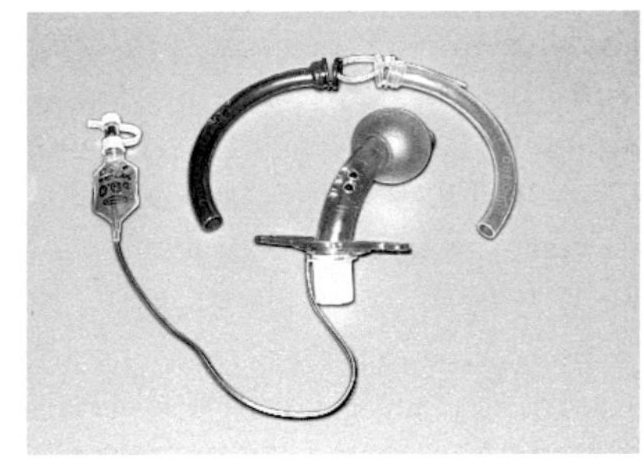

Blueline mit Fenster und Seele

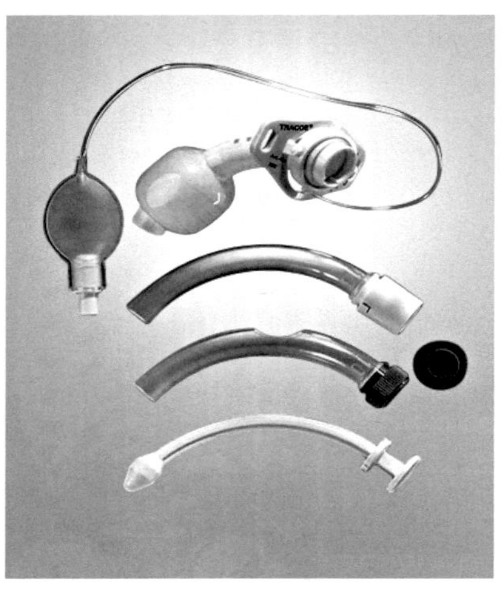

Tracoe-Kanüle

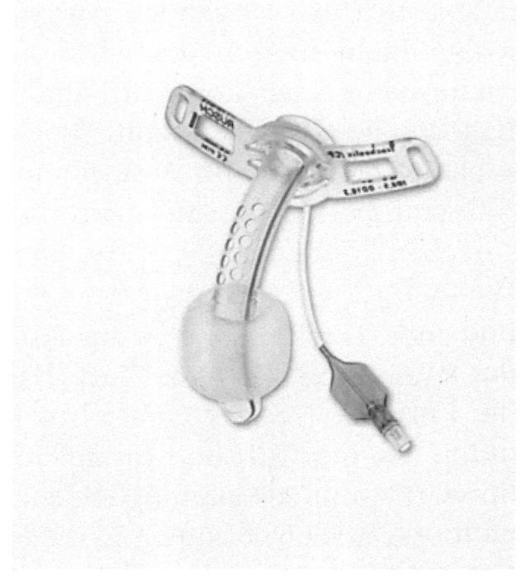

Tracheofix mit Cuff und Phonation

5.2.3 Sprechkanülen

Sprechkanülen (Phonationskanülen) sind Hilfsmittel, die bei intaktem Kehlkopf verwendet werden. Sie bestehen in der Standardausführung aus Außen- und Innenkanüle. Die Außenkanüle ist gefenstert oder gesiebt, die Innenkanüle ist gefenstert. Am Trachealkanülenschild ist ein abnehmbares Sprechventil angebracht. Die Sprechaufsätze funktionieren durch ihre Ventilfunktion.

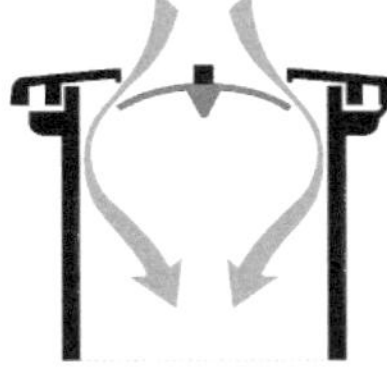

eingeatmeter,
in Richtung Lunge gehender Luftstrom

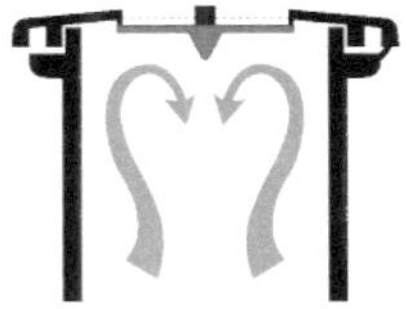

ausgeatmeter,
in Richtung des Larynx gehender Luftstrom

Sprechventil (schematische Darstellung)

Wenn der Patient einatmet, ist das Ventil offen und Luft strömt von außen in die Lunge. Bei der Ausatmung verschließt sich das Ventil und die Luft strömt an der Trachealkanüle vorbei durch die Stimmritze [→Kap. 4.1], was das Sprechen ermöglicht (offline-Ventil). Die Patientinnen benötigen mitunter etwas Zeit, bis sie sich an die Sprechkanülen gewöhnt haben, da der Atemwiderstand hier höher und Sprechen somit anstrengend ist.

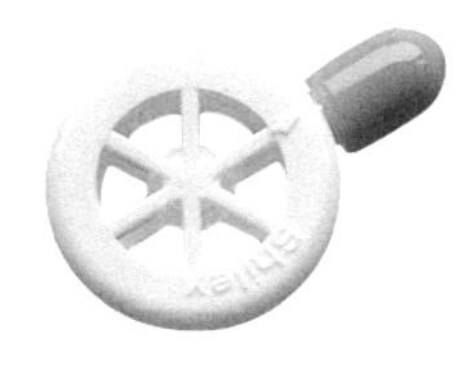

Shiley Sprechventil

Beim Einsatz von Sprechventilen unbedingt beachten:

- Der Cuff muss entblockt sein und die Beatmung diskonnektiert werden, deshalb können nur Sprechaufsätze bei Patientinnen eingesetzt werden, die zumindest kurzzeitig ausreichend spontan atmen können (Ausnahme: Inline-Ventile).
- Bei nicht entblocktem Cuff kann der Patient nur einatmen, aber nicht mehr ausatmen und würde ersticken.
- Der Patient darf während der Anwendung des Sprechaufsatzes nicht unbewacht bleiben, um bei Komplikationen sofort einschreiten zu können (z. B. Hypoxie).
- Passy-Muir-Ventile dürfen aufgrund ihres besonderen Aufbaus und dem notwendigen Anpassen der Beatmungsparameter nur von erfahrenen und geschulten Personen angewandt werden!

Inline-Sprechventile

Inline-Sprechventile, wie z. B. das Passy-Muir Inline-Ventil können auch unter Beatmung angewendet werden. Voraussetzung ist eine stabile Beatmungssituation. Beim Passy-Muir Ventil befindet sich die Ventilmembran in einer geschlossenen Grundposition und öffnet sich bei der Inspiration und schließt danach sofort wieder dicht ab, es kommt zu keinem Luftverlust.

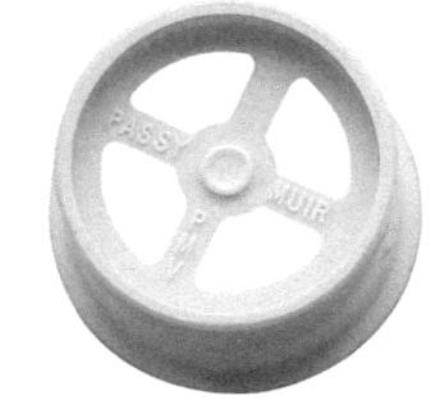

Passy Muir Inline-Ventil

Bei beatmeten Patienten wird das Passy-Muir-Ventil mithilfe eines Adapters mit der Trachealkanüle und dem Schlauchsystem verbunden. Der Einsatz bei Beatmungspatienten setzt eine besonders hohe Sorgfalt voraus.

5.3 Beatmungsmodi

Eine ventilatorische Insuffizienz (also Störungen der Atempumpe) [→Kap. 4.1.2] kann, abgesehen von der Therapie der Grunderkrankung, nur mit maschineller Atemhilfe behandelt werden. Darunter versteht man die komplette oder teilweise Übernahme der Atemarbeit durch einen Respirator (Beatmungsgerät). Der Respirator ersetzt somit entweder komplett die Atemmuskulatur oder er unterstützt eine insuffiziente Spontanatmung. Die folgende Einteilung respiratorischer Unterstützung orientiert sich am Atemtyp der Beatmungsformen und der Steuerung der Respiratoren, da es keine allgemeingültige Klassifikation der Beatmungsmodi gibt [→S. 212].

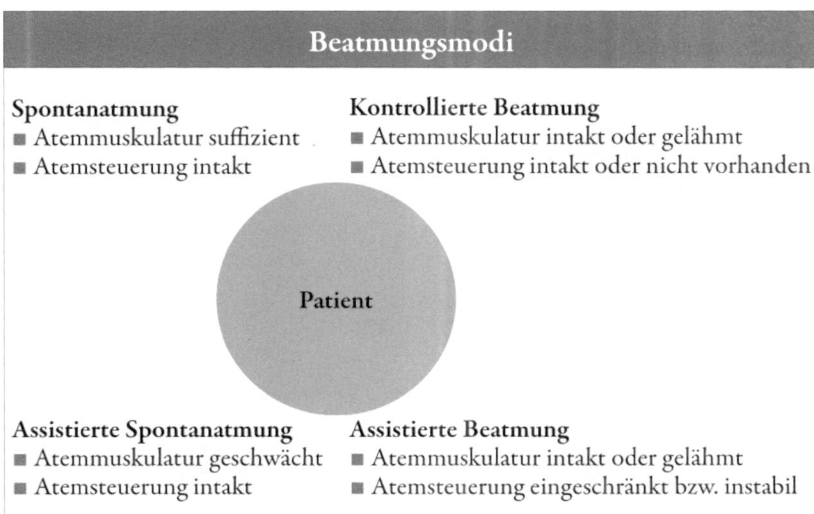

Alle modernen Beatmungsformen arbeiten mit einem positiven Atemwegsdruck. Negativdruckbeatmung, die klassische Form war die sog. „Eiserne Lunge", wird heute nur noch durchgeführt, wenn unüberwindbare Probleme bei der Positivdruckbeatmung auftreten.

5.3.1 Spontanatmung mit kontinuierlichem positiven Atemwegsdruck (CPAP-Atmung)

Die Spontanatmung wird mit einem externen Atemgerät, das einen kontinuierlichen positiven Atemwegsdruck (CPAP) aufbaut, unterstützt. CPAP-Atmung kann sowohl über die Trachealkanüle wie über Maske durchgeführt werden. Eingesetzt wird die CPAP-Atmung vor allem bei Schlafapnoe im Rahmen des OHS [→Kap. 4.2] und zu Weaning [→Kap. 10.5.1].

Voraussetzung für CPAP-Atmung sind Patienten mit ausreichender Spontanatmung, d.h. mit suffizienter Atempumpfunktion sowie intakter zerebraler und peripherer Atemregulation.

5.3.2 Assistierte Beatmung

Unter assistierter Beatmung versteht man einen patientengesteuerten, druckkontrollierten, patientengetriggerten und maschinenbegrenzten Atemmodus (PSV, IPS, PS, ASB). Er setzt einen weitgehend intakten Atemantrieb des Patienten voraus. Immer wenn der Patient die Maschine triggert (einen Atemzug machen will), wird er bei der Einatmung von der Maschine unterstützt, bis der für ihn individuell eingestellte Druck erreicht ist.

Die druckgesteuerte Atemhilfe dient der Unterstützung einer insuffizienten Spontanatmung mit dem Ziel, die Atemarbeit auf ein physiologisches Maß zu reduzieren und eine Hypoxie zu vermeiden.

5.3.3 Kontrollierte Beatmung

Der Atemzyklus bei der kontrollierten Beatmung (CMV, IPPV, CPPV, PNPV, VCMV) ist maschinengetriggert, maschinengesteuert und maschinenbegrenzt, das bedeutet, die Maschine übernimmt die komplette Atemarbeit, der Patient selbst hat keinen Anteil daran.

Es werden zwei Varianten unterschieden:

Volumenkontrollierte Beatmung

Die Patientin wird mit einem gleichbleibenden Atemzugvolumen (Tidalvolumen) beatmet (VCV, VCMV). Diese Form wird nur noch im Rettungsdienst angewandt, in der außerklinischen Beatmungspflege wird sie nicht mehr eingesetzt.

Das Risiko einer volumenkontrollierten Beatmung liegt in der Entstehung hoher Spitzendrücke mit der Gefahr eines Baro- bzw. Volutraumas. Ein Barotrauma entsteht, wenn die Volumenänderung so groß ist, dass die Lunge dem nicht standhalten kann.

Druckkontrollierte Beatmung

Bei der druckkontrollierten Beatmung (CPPV, PC, PCV) wird ein Druck vorgewählt. Sobald dieser Druck erreicht ist, wird die Inspiration beendet. Dadurch ist die Gefahr eines Baro- oder Volutraumas deutlich reduziert. Leckagen an der Trachealkanüle oder Maske können teilweise kompensiert werden.

Allerdings ist das Tidalvolumen immer vom Beatmungsdruck und der Inspirationsdauer sowie der Dehnbarkeit und Elastizität der Lunge abhängig. Ändern sich die Lungenverhältnisse, ändert sich auch das Tidalvolumen, d.h. es kann auch bei gleichem Inspirationsdruck rasch abfallen, wenn sich die Elastizität der Lunge verändert (z.B. bei Pneumonie). Daher muss das Atemminutenvolumen (AMV) gut überwacht werden, am Respirator sind die Grenzen entsprechend einzustellen (v.a. untere AMV-Grenze).

5.3.4 Assistiert-kontrollierte Beatmung

Bei der assistiert-kontrollierten Beatmung (ASV, SCMMV, IMV, PPS, APCV) wird die Patientin kontrolliert beatmet, sie kann aber zusätzlich die Maschine „triggern", d.h. einen eigenen Atemzug auslösen, der von der Maschine aufgenommen und evtl. vervollständigt wird (bis zur eingestellten Druckvorgabe = assistiert). Der Atemzyklus ist patientengetriggert, maschinengesteuert und maschinenbegrenzt.

Kontrollierte Beatmung und assistiert-kontrollierte Beatmung unterscheiden sich nur in der Möglichkeit des Triggerns. Besonders wichtig ist die – für den einzelnen Patienten – sinnvoll eingestellte Triggerschwelle. Weder soll die Patientin große Anstrengung aufbringen müssen, um die Maschine zu triggern, noch soll sich die Maschine selbst triggern (z. B. bei Bewegung).

Grundsätzlich kann die Patientin durch das Triggern mit einer höheren Atemfrequenz atmen, als sie am Respirator eingestellt ist. Unter Umständen kann es dadurch auch zu einer Hyperventilation kommen. Um das zu vermeiden, sollte die obere Alarmgrenze der Atemfrequenz nicht zu großzügig eingestellt sein.

Die assistiert-kontrollierte Beatmung kann volumen- wie druckkontrolliert erfolgen. In der außerklinischen Beatmung kommt die assistiert-druckkontrollierte Beatmung (APCV) am häufigsten zum Einsatz.

5.3.5 Zwerchfellstimulation bzw. -schrittmacher

Dabei handelt es sich nicht um eine Beatmung, sondern um eine direkte Stimulation des Zwerchfells mittels vier Elektroden, die durch einen minimal-invasiven bauchchirurgischen Eingriff an der Unterseite des Zwerchfells befestigt werden. Die Elektroden sind über ein Kabel, das durch die Bauchwand führt, mit einem elektrischen Stimulationsgerät verbunden. Das Stimulationsgerät sendet elektrische Impulse an die Elektroden im Zwerchfell, die zu einer Kontraktion des Diaphragmas und damit zu einem Atemzug führen.

5.4 Besonderheiten bei der Beatmung von Kindern

„Die Grunderkrankungen, die im Kindesalter zur chronischen ventilatorischen Insuffizienz (CRI) führen, sind meist komplex, oft mit mehreren Behinderungen verbunden … Ein therapeutisches Gesamtkonzept muss den progredienten Verlauf der Grunderkrankung mit all seinen respiratorischen Komplikationen antizipieren und Infektionsprophylaxe, Beatmung, Therapie der Husteninsuffizienz, ausreichende Ernährung und ein adäquates Management von Komplikationen und Notfällen beinhalten."
— S2-Leitlinie

5.4.1 Spezifische Herausforderungen bei Kindern

Die Herausforderungen sind abhängig vom Alter des Kindes, der körperlichen und geistigen Entwicklung sowie den individuellen →Kommunikations- und Kooperationsmöglichkeiten.

Dazu kommen Probleme mit der Technik, da die Geräte nicht speziell für die Beatmung von Kindern entwickelt wurden.

Folgende Aspekte müssen bei der Pflege berücksichtigt werden:

- Muskelschwache Kinder können viele Beatmungsgeräte nur selbstständig triggern, wenn die Triggerschwelle sehr sensibel eingestellt ist.
- Die Beatmungsvolumina sind oft gering, gleichzeitig haben Kinder eine unregelmäßige Atemfrequenz und -tiefe, weshalb gerade bei Kleinkindern eine erfolgreiche Beatmung in der Regel nur mit druckgesteuerten Geräten möglich ist.
- Bei Maskenbeatmung besteht das Risiko der Gesichtsdeformation [→Kap. 5.1.2], Masken müssen dem individuellen Wachstum angepasst werden.
- Kleine oder immobile Kinder sind nicht in der Lage, die Beatmungsmaske im Notfall (Stromausfall, Erbrechen) abzunehmen, es besteht die Gefahr des Erstickens.

- Invasiv beatmete Kinder haben kleine Trachealkanülen mit einem entsprechend hohem Atemwegswiderstand. Das Risiko der Sekretverlegung der TK steigt mit abnehmendem Innendurchmesser der TK – der Atemwegswiderstand steigt schon bei geringfügigen Verunreinigungen exponentiell an und es können lebensbedrohliche Komplikationen auftreten.
- Kleinere Kinder haben eine erheblich höhere Atemfrequenz als Erwachsene; damit verbunden ist ein gesteigerter Flüssigkeitsverlust über die Atemwege. Eine ausreichende aktive oder passive Anfeuchtung der Atemluft muss gewährleistet werden, auch um eine Verlegung der kleinen TK-Lumen zu verhindern.
- Für die Beatmung von Kindern bis 20 kg Körpergewicht wird generell ein Doppelschlauchsystem [→Kap. 5.6.1] verwendet, das es ermöglicht, permanent den Exspirationsdruck zu messen.
- Als Voraussetzung für die Sprachentwicklung muss bei Säuglingen und Kleinkindern die Kanüle so gewählt werden, dass eine ausreichende Leckage durch die Stimmritze gewährleistet ist.
- Trachealkanülen für kleinere Kinder haben keinen Cuff, außerdem soll die Sprachentwicklung nicht übermäßig beeinträchtigt werden.
- Das Risiko, dass ein Kind sich die TK zieht, ist dauerhaft gegeben – dem ist nur mit Geduld und Zuwendung zu begegnen.
- Pulsoxymetrie ist bei invasiv beatmeten Kindern sowie Kindern mit Gesichtsmaske obligatorisch. Allerdings ist die Fehlalarmrate infolge von Bewegungsartefakten oder schwacher Durchblutung sehr hoch.
- Viele Kinder haben wegen ihrer Erkrankung eine Husteninsuffizienz. Ihr Hustenstoß kann aber durch maschinell assistiertes Husten oder durch Einsatz eines Cough Assist® [→Kap. 8.3.5] nachweislich gebessert werden. Beide Maßnahmen sollen unbedingt durch Physiotherapie ergänzt werden.

5.4.2 Multidisziplinäres Team

Die Pflege von Kindern mit einer Chronischen Respiratorischen Insuffizienz (CRI), oft in Verbindung mit weiteren Behinderungen, unterscheidet sich teilweise erheblich von der Erwachsenenpflege. Ihre langfristige Pflege erfordert eine angemessene Infrastruktur, eine angepasste Technik sowie besondere Fähigkeiten im Umgang mit (Klein-)Kindern. Insbesondere tracheotomierte oder beatmete Säuglinge und Kleinkinder benötigen hohe Aufmerksamkeit, engmaschige Kontrollen und ein sicheres Monitoring.

Andererseits wird gerade bei Kindern verstärkt die Rückzugspflege [→Kap. 3.3.3] angestrebt. Um Eltern das zu ermöglichen, bedarf es eines entsprechenden multidisziplinären Teams im Hintergrund, das jederzeit ansprechbar sein sollte. Zu dem Team gehören:

- Kinderarzt
- Pflegeteam, das auf die außerklinische Beatmung von Kindern spezialisiert ist und die Eltern teilweise entlasten kann
- Physio- und Ergotherapeutinnen
- Logopäde zur Förderung der Sprachentwicklung
- Psychologin zur Stützung der Kinder und Eltern
- Sozialarbeiter
- evtl. eine Lehrkraft, die das Kind zu Hause unterrichten kann

Nicht zuletzt gehört ein guter Kontakt zu einer möglichst heimatnahen Beatmungsklinik dazu, die im Notfall das Kind aufnehmen kann.

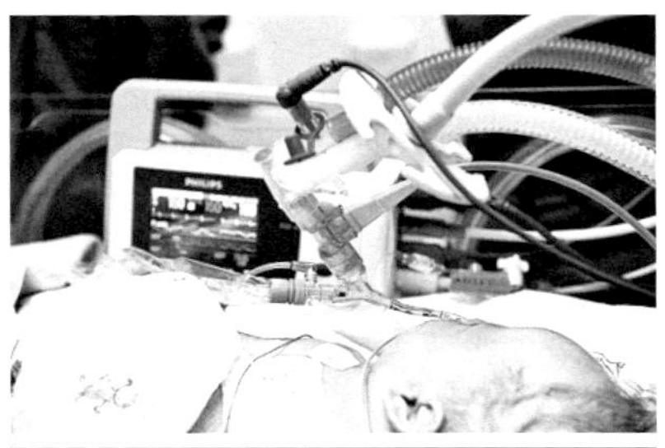

Neugeborenes Kind wird beatmet

5.5 Beatmungsgeräte

5.5.1 Kriterien für Heimbeatmungsgeräte

So verschieden die Krankheitsbilder sind, die eine Heimbeatmung notwendig machen, so unterschiedlich sind auch die Heimbeatmungsgeräte. Grundsätzlich sollte ein Heimbeatmungsgerät folgende Kriterien erfüllen:

- klein und kompakt, für die oft räumlich sehr eingeschränkte häuslichen Umgebung
- leichte Bedienbarkeit (intuitive Bedienungsführung und übersichtliches Display)
- Tastensperre als Sicherheitsfunktion, um versehentliche Änderungen der Respiratoreinstellung zu vermeiden
- geringer Geräuschpegel
- verschiedene Beatmungsmodi
- optische und akustische Alarme

Die individuelle Geräteauswahl erfolgt nach weiteren Kriterien:

- Ist das Gerät für invasive oder nichtinvasive Beatmung geeignet? (häufig ist beides möglich)
- Ist das Gerät für Erwachsene und Kinder einsetzbar?
- Kann es von Einschlauch- auf Doppelschlauchsystem [→Kap. 5.6.1] umgestellt werden und umgekehrt?
- Enthält es eine integrierte Atemgasbefeuchtung?
- Welche Beatmungsmodi sind verfügbar?
- Möglichst optimale Synchronisierung vom Atemmuster des Patienten mit dem Gerät.

Achtung:

Beatmungsgeräte dürfen ausschließlich von Personen bedient werden, die eine Einweisung vom Hersteller bzw. durch eine vom Hersteller autorisierte Person nach dem Medizinproduktegesetz (MPG) erhalten haben. Außerdem muss die Einweisung jedes Jahr wiederholt werden.

5.5.2 Strom- und Gasversorgung

Die Heimbeatmungsgeräte sind elektrisch betrieben. d.h. sie arbeiten netzabhängig. Für die Mobilität des Patienten oder im Falle eines Stromausfalles [→Kap. 9.3.1] sind die Geräte mit einem internen Akku ausgerüstet, ferner besteht die Möglichkeit, die netzunabhängige Stromversorgung durch einen externen Akku zu verlängern. Die Autonomiezeit der internen sowie externen Akkus sind bei allen Geräten und Herstellern unterschiedlich. Sie beträgt bei internen Akkus zwischen vier und sechs Stunden, externe Akkus haben häufig eine längere Dauer bis acht oder sogar zwölf Stunden. Allerdings hängt die Dauer der netzunabhängigen Stromversorgung immer auch von der Geräteeinstellung ab, insofern sollten generell 1–2 Stunden Reservezeit eingeplant werden.

Da weder Privatwohnungen noch Wohngruppen über eine zentrale Gasversorgung verfügen, sind Heimbeatmungsgeräte so gebaut, dass sie die benötigte Druckluft selbst generieren.

5.5.3 Sauerstoffzufuhr

Ist eine Sauerstoffkonzentration über 21 % (normale Umgebungsluft) notwendig, werden zusätzlich ein Sauerstoffkonzentrator oder Sauerstofftanks eingesetzt. Der Sauerstoff wird dabei über einen separaten Adapter am Beatmungsgerät dem Patienten zugeführt.

Sauerstoffkonzentrator

Die häufigste (und günstigste) Art der langfristigen Sauerstoffversorgung erfolgt durch einen sog. Sauerstoffkonzentrator. Diese Geräte produzieren aus der atmosphärischen Luft kontinuierlich reinen Sauerstoff. Der Sauerstoffkonzentrator kann zwischen 1 und 5 Litern Sauerstoff pro Minute abgeben.

Da bei Stromausfall kein Sauerstoff generiert wird, muss bei sauerstoffpflichtigen Beatmungspatienten immer zusätzlich eine Sauerstoffflasche für den Notfall bereitstehen.

Flüssigsauerstoff

Medizinisch verflüssigter Sauerstoff (minus 183° C) erlaubt die Lagerung größerer Mengen im Vergleich zu medizinischem Sauerstoff in Gasform. Ein Liter Flüssigsauerstoff ergibt ca. 850 Liter gasförmigen Sauerstoffs. Der flüssige Sauerstoff wird mit einem Verdampfer in gasförmigen Sauerstoff umgewandelt und auf Zimmertemperatur erwärmt.

Flüssigsauerstoffsysteme für die häusliche Versorgung bestehen aus einem stationären Vorratsbehälter (Tank) und einer tragbaren Einheit zur mobilen Verwendung. Die Tanks sind in verschiedenen Größen erhältlich, z. B. ein 41-Liter-Tank und ein 1,2-Liter-Mobilsystem.

Der Vorteil von Flüssigsauerstoff liegt darin, dass er keine Stromversorgung braucht – allerdings muss er regelmäßig aufgefüllt werden und ist erheblich teurer als ein Sauerstoffkonzentrator.

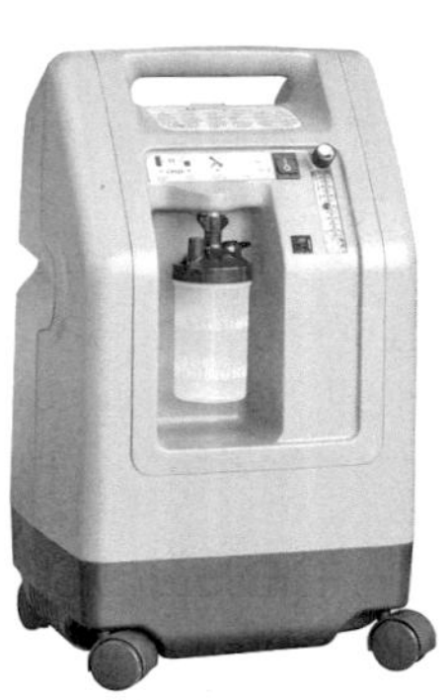

Sauerstoffkonzentrator

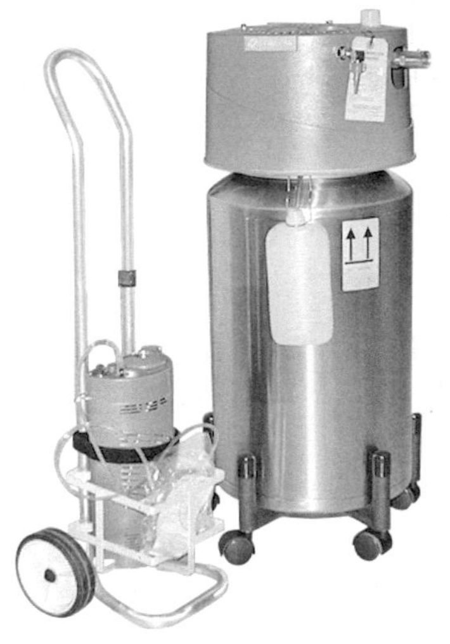

Flüssigsauerstofftank mit mobilem Zusatzgerät

Sauerstoffflaschen

Sauerstoffflaschen sind die älteste Form der Sauerstoffzufuhr – in der Langzeitversorgung wurden sie inzwischen aber weitgehend abgelöst von Sauerstoffkonzentrator und Flüssigsauerstoff. Dagegen sind sie für den Notfall bei Stromausfall weiterhin unentbehrlich.

Außerdem sind die kleinen mobilen Sauerstoffflaschen nach wie vor üblich bei mobilen Patienten für Ausflüge etc.

Sauerstoffflaschen gibt es in der Größenordnung von 0,8–5,0 Liter, wobei grundsätzlich ein Restdruckventil enthalten sein sollte. Restdruckventile verhindern, dass der Druckgasbehälter komplett entleert wird, sondern ein Restdruck von 2–3 bar Überdruck erhalten bleibt. Dieser Restdruck sorgt dafür, dass keine Feuchtigkeit oder Verunreinigungen in das Innere der Sauerstoffflasche gelangen können.

Achtung:

- Wird der Sauerstoff über ein Beatmungsgerät angeschlossen, muss die Befeuchtung generell ausgeschaltet werden, da es sonst zu Schäden im Beatmungsgerät kommt.
- Dagegen muss Sauerstoffzufuhr ohne Beatmung immer über eine externe Befeuchtung geleitet werden.

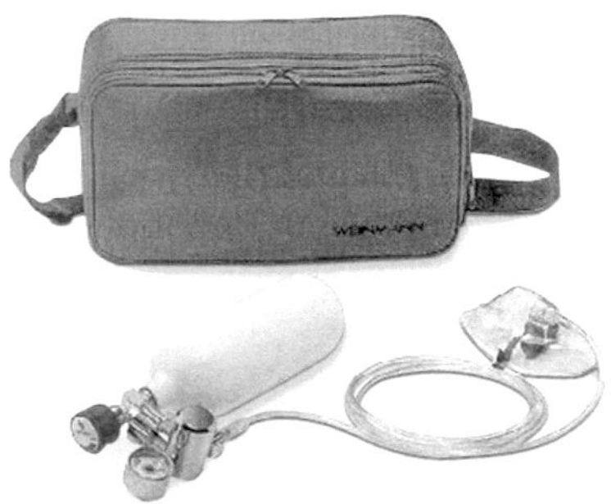

Sauerstoffflasche (klein und mobil für Ausflüge)

5.6 Beatmungszubehör

5.6.1 Schlauchsysteme

Die Schlauchsysteme sind als Mehrweg- und Einwegsysteme verfügbar und haben alle eine inspiratorische-und exspiratorische Druckmessung. Im häuslichen Bereich werden überwiegend Einwegsysteme verwendet. Dies empfiehlt sich auch wegen des geringeren Gewichts.

Die Häufigkeit eines Schlauchsystemwechsel ist nicht einheitlich geregelt. Im häuslichen Bereich wird ein Wechsel alle vier Wochen empfohlen, bei Verschmutzung auch häufiger.

Bei Erwachsenen werden nur **Einschlauchsysteme** verwendet: Beim Einschlauchsystem wird die Exspirationsluft nicht durch das Gerät geleitet, sondern über ein Exspirationsventil, das sich an der Verbindungsstelle vom Inspirationsschlauch zur Maske bzw. zur Trachealkanüle befindet.

Bei Kindern bis etwa 20 kg Körpergewicht dagegen kommt das **Zwei- bzw. Doppelschlauchsystem** zum Einsatz. Das heißt, die Exspirationsluft wird durch das Gerät geleitet, um das genaue Exspirationsvolumen zu messen. Beim Gebrauch eines Zweischlauchsystems muss das verwendete Beatmungsgerät vom Betreiber entsprechend vorbereitet werden.

Nach der europäischen Norm „Beatmungsgeräte für die medizinische Anwendung“ EN ISO 10651-6:2009 müssten mittlerweile bei allen permanent beatmeten Patienten generell Zweischlauchsysteme angewendet werden. In Deutschland ist das eher die Ausnahme, da hierin auch Nachteile gesehen werden. So ist das Doppelschlauchsystem fühlbar schwerer als das Einschlauchsystem; außerdem sind die Beatmungsgeräte durch die hohe Feuchtigkeit im Exspirationsteil deutlich reparaturanfälliger.

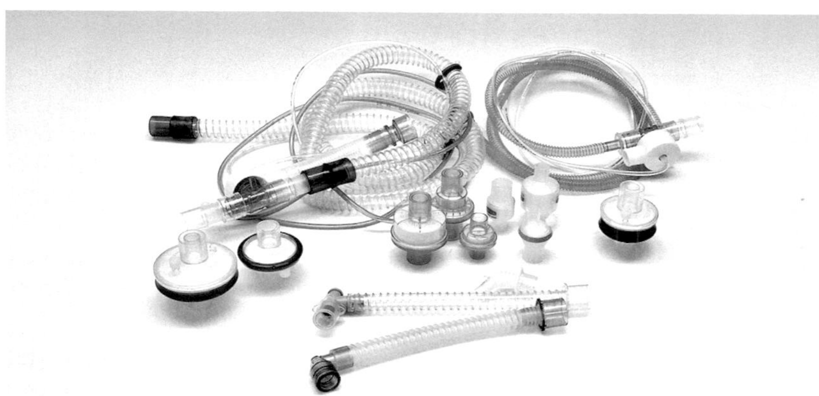

Beatmungszubehör

Tubusverlängerung „Gänsegurgel“

Die Gänsegurgel verbindet Schlauchsystem und Trachealkanüle. Es sollte immer die kürzeste Gänsegurgel verwendet werden, um den Totraum (Raum, der nicht am Gasaustausch beteiligt ist) klein zu halten.

Bakterienfilter

Sie werden direkt am Luftauslass angeschlossen und sollen das Beatmungsgerät vor bakterieller Besiedelung schützen. Sie sind aber in der Heimbeatmung nicht notwendig, da die Geräte patientenbezogen im Einsatz sind, das heißt, es gibt keinen Austausch mit anderen Patienten bzw. deren Keimen.

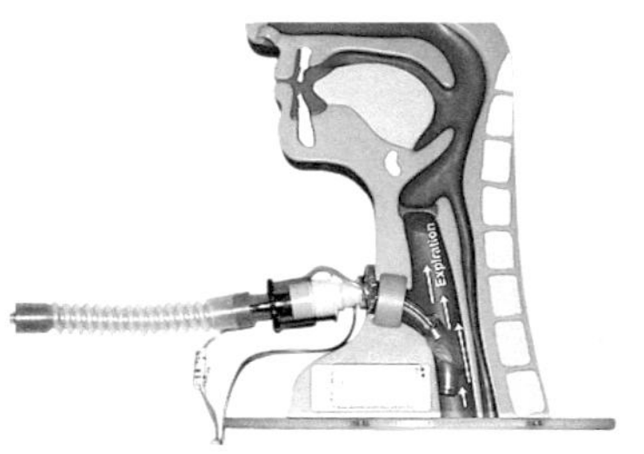

Tubusverlängerung

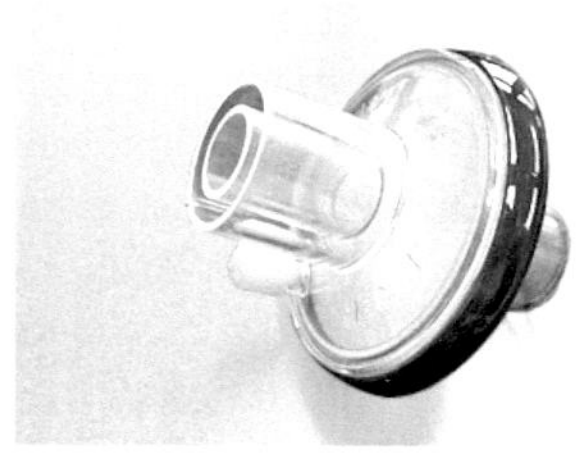

Bakterienfilter

5.6.2 Atemgasklimatisierung

Mit der Tracheotomie wird die Funktion der oberen Atemwege ausgeschaltet (v.a. Befeuchtung und Erwärmung der Atemluft) und es kommt zu Störungen der mukozilliären Clearance. Als Folge nimmt die Viskosität des Schleims zu und es kann dadurch zu einem Sekretstau kommen mit der Gefahr der Verlegung der Atemwege oder der Trachealkanüle. Außerdem entsteht ein Nährboden für Keime, die Anfälligkeit für pulmonale Infekte nimmt zu.

Die Aktivität des Surfactant (oberflächenaktive Substanz) wird reduziert, dadurch steigt die Gefahr von Atelektasen. Zusätzlich reizt kühle Atemluft die Bronchien und kann so schlimmstenfalls eine Bronchospastik verursachen. Aus diesem Grund ist eine Befeuchtung zwingend erforderlich, auch bei nur kurzer Beatmungsdauer. Zwei Verfahren sind derzeit gebräuchlich:

Passive Atemgasbefeuchtung:
HME - Filter

Die äußere Hülle des HME-Filters besteht aus festem Kunststoff. Darin befinden sich hygroskopische Materialien (spezielles Papier, Schwämme aus Zellulose, Polyurethan oder Polyethylen). Diese Materialien nehmen die Wärme und Feuchtigkeit der Exspirationsluft auf und speichern sie.

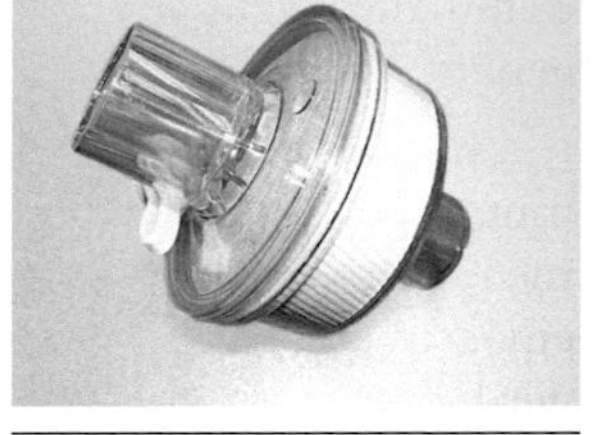

HME-Filter. HME = Heat and Moisture Exchanger, dt. Austausch von Wärme und Feuchtigkeit.

Die Feuchtigkeit der Ausatemluft kondensiert und wird mit der Wärme in den hygroskopischen Stoffen des Filter gespeichert. Bei der nachfolgenden Inspiration geben die Filter die Feuchtigkeit und Wärme wieder ab. Dadurch wird die Inspirationsluft in ausreichendem Maß angefeuchtet und erwärmt. Die Befeuchtungsleistung wird schon nach wenigen Atemzügen erreicht.

Je näher passive Befeuchtungssysteme (HME-Filter) am Patienten sind, desto besser ist die Wirkung. Am besten wäre es, den HME-Filter direkt auf die Kanüle zu setzen, doch das ist sehr unkomfortabel. So wird der Filter zwischen Gänsegurgel und Schlauchsystem eingebaut.

Ein Routinewechsel der Filter erfolgt alle 24 Stunden, bei Verschmutzung durch Sekret ist er sofort zu wechseln. Vor einer Aerosoltherapie bzw. Inhalation ist der Filter zu entfernen.

Aktive Befeuchtungssysteme

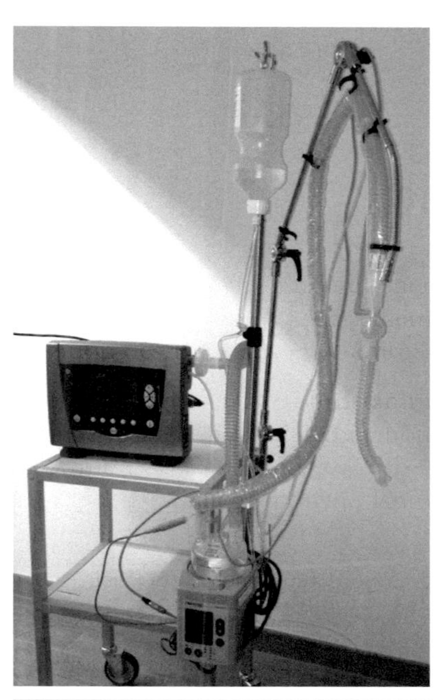

Aktives Befeuchtungssystem

Aktive Befeuchtungssysteme sind Geräte, die in den Inspirationsschenkel des Beatmungssystems eingebaut werden und dort der Inspirationsluft Wärme und Feuchtigkeit zuführen. Die empfohlene Atemgastemperatur an der Kanüle gemessen sollte 3° C unter der Körpertemperatur liegen.

In der außerklinischen Beatmung werden in der Regel Systeme mit beheizten Schläuchen eingesetzt. Bei diesen Systemen wird das Atemgas im Verdampfer auf ca. 36° C erwärmt und zu 100% mit Wasser gesättigt. Im Inspirationsschlauch wird das Atemgas durch Heizdrähte, die im Schlauch eingebaut sind, weiter auf 37° C erwärmt. Dadurch sinkt die relative Luftfeuchtigkeit und es kondensiert kein Wasser im Schlauch.

Aktive Befeuchtungssysteme lösen zunehmend die passive Atemgasbefeuchtung ab.

Bei Anwendung einer Aktivbefeuchtung darf kein HME-Filter verwendet werden. Der HME-Filter verstopft durch die aktive Befeuchtung. Es kommt zu einer Erhöhung des Atemwegswiderstand, was wiederum eine erschwerte Atemarbeit für den Patienten bedeutet.

Aktive Befeuchtung versus HME

Aktivbefeuchtung	HME
– Höhere Kosten	– Preiswert
– Keimreservoir im Beatmungsschlauch	– Kein Keimreservoir
– Gute Wirksamkeit	– Schlechtere Wirksamkeit bei hoher Umgebungstemperatur, niedriger Körpertemperatur und hohem AMV
– Geringe atemmechanische Auswirkungen	– Erhöhter Atemwegswiderstand und Totraum! Kann durch abgehustetes Sekret verlegt werden. – Nicht geeignet bei ungeblocktem Cuff (Ausatemluft wird nicht durch das Beatmungssystem geleitet) und bei niedrigem Tidalvolumen, da der Anteil der Totraumventilation zu groß ist.

Neuere Untersuchungen zeigen keinen Unterschied hinsichtlich Tubusokklusion und Infekten bei HME und Aktivbefeuchtung. Jedoch ist bei zäher Verschleimung eher eine Aktivbefeuchtung einzusetzen. Manche Kliniken bevorzugen inzwischen generell die Aktivbefeuchtung.

Aktive Befeuchtung bei nichtinvasiver Beatmung

Ab sechs Stunden wird auch bei NIV eine Aktivbefeuchtung empfohlen, weil sonst die Schleimhäute austrocknen.

Künstliche Nasen für die Spontanatmung

Künstliche Nasen bestehen aus einem Schaumstofffiltermedium, das zur Befeuchtung, Aufwärmung und Filterung der Atemluft bei tracheotomierten Patienten dient. Sie werden immer dann eingesetzt, wenn der Patient nicht maschinell beatmet wird. Es handelt sich um Einmalartikel, die nach spätestens 24 Stunden auszutauschen sind, bei Bedarf öfter (wenn z. B. viel Sekret abgehustet wird).

Künstliche Nasen sind Papier- oder Kunststofffilter mit seitlichem Sauerstoffanschluss und nur trocken zu verwenden. Sie haben – je nach Ausführung – unterschiedliche Atemwiderstände.

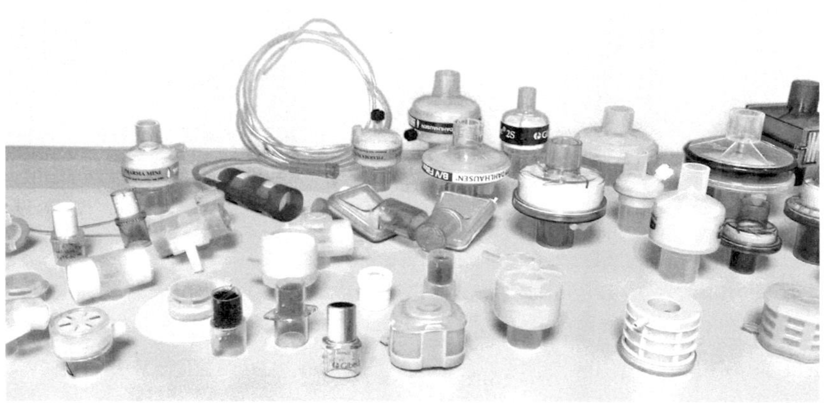

Feuchte Nasen und Filtersysteme

Inhalation bzw. Aerosoltherapie

Inhalationen werden durchgeführt, wenn das Trachealsekret sehr zäh ist bzw. zur Prophylaxe einer Verlegung der Trachealkanüle.

Inhalationen, die über ein Beatmungsgerät durchgeführt werden, dürfen nur mit Geräten erfolgen, die keine beatmungsrelevanten Auswirkungen haben und für diesen Einsatz ausdrücklich genehmigt sind. Alle anderen Geräte erhöhen den Beatmungsdruck und gefährden die Patientinnen.

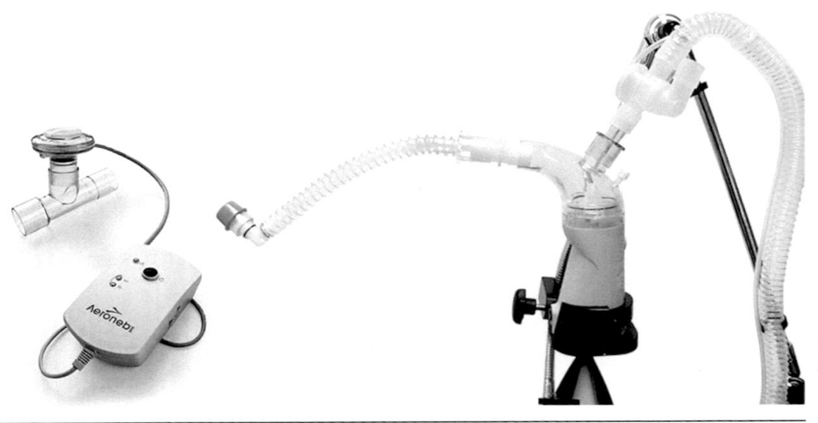

Beispiele für Geräte, die für eine Inhalation am Beatmungsgerät genehmigt sind

Bei der Inhalation ist vorher der HME-Filter zu entfernen. Die aktive Befeuchtung verringert die Deposition durch eine Zunahme des Durchmessers des erzeugten Aerosols um ca. 50 %. Entweder sollte die aktive Befeuchtung vor der Inhalation ausgeschaltet werden oder es ist alternativ die verabreichte Medikamentendosis zu verdoppeln. Letztere Möglichkeit wird heute überwiegend empfohlen, da häufig nach der Inhalation vergessen wird, die Aktivbefeuchtung wieder einzuschalten und dann die Schleimhäute austrocknen.

Dosieraerosole

Eine Verabreichung von Dosieraerosolen bei Patienten mit einer NIV erfolgt wie bei der Spontanatmung. Bei der invasiven Beatmung wird das Aerosol mithilfe eines In-Line-Spacer appliziert.

Spacer sind Inhalationshilfen, bei denen das Aerosol in eine möglichst voluminöse Kammer gepumpt und von dort aus inhaliert wird. Der Depositionsanteil in den tiefen Atemwegen erhöht sich. Es bleibt weniger von dem Aerosol im Rachen hängen.

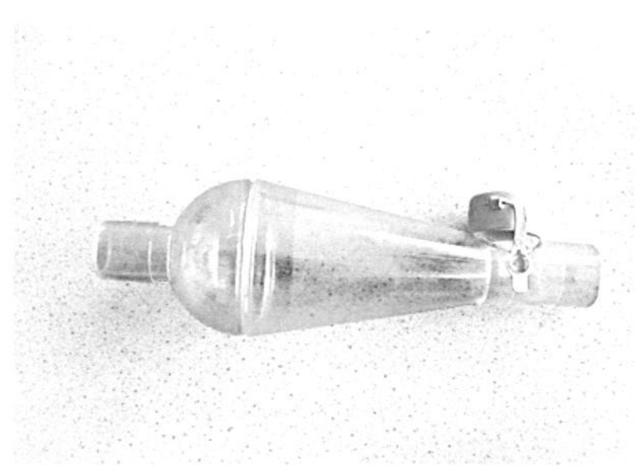

Spacer

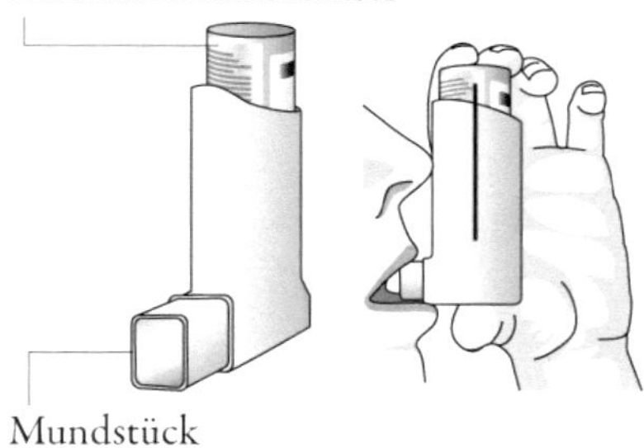

Dosieraerosol

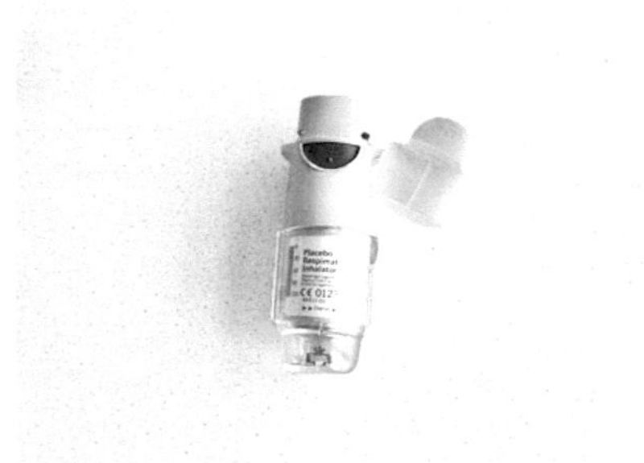

Respimat®

Aerosole der neuen Generation, sogenannte Respimaten®, benötigen keinen Spacer mehr, sie werden direkt auf die Kanüle aufgesetzt. Respimaten® erzeugen ohne Treibmittel oder elektrische Energie eine sich sehr langsam ausbreitende, lang anhaltende und feine Sprühwolke, die zu einer entsprechend optimierten Verteilung im Atmungssystem führt.

Die seitlichen Schlitze des Respimaten müssen beim Sprühen frei gehalten werden.

5.7 Grundausstattung außerklinische Beatmung

5.7.1 Beatmungsgeräte

Für Beatmungspatienten, die länger als 16 Stunden maschinenpflichtig sind, braucht es auf jeden Fall zwei Beatmungsgeräte vor Ort, um bei Ausfall eines Gerätes sofort auf das Ersatzgerät umschalten zu können. Beide Geräte sollten mit einem internen Akku ausgestattet sein, alternativ ist ein Gerät mit externem Akku möglich.

Bei Beatmungspatienten, die nicht mehr als 16 Stunden beatmet werden müssen, reicht ein Gerät.

5.7.2 Sauerstoffzufuhr und 0_2- Befeuchtung

Nicht alle Beatmungspatienten bedürfen gleichzeitig einer kontinuierlichen Sauerstoffzufuhr. Allerdings sollte für den Notfall immer eine gefüllte Sauerstoffflasche (klein) vor Ort sein, die auch für Ausflüge geeignet ist.

Bei häufigem oder kontinuierlichem Sauerstoffbedarf müssen entweder ein Sauerstoffkonzentrator sowie eine Notfallsauerstoffflasche oder ein Flüssigsauerstofftank immer vor Ort sein. Flüssigsauerstoff ist für mobile Patienten besser geeignet als ein O_2-Konzentrator [→Kap. 5.5.3].

Etliche Patientinnen werden nur teilweise maschinell beatmet, brauchen aber bei der Spontanatmung Sauerstoffzufuhr. Dabei ist unbedingt darauf zu achten, dass mit dem Wechsel von der Maschine zur Spontanatmung die externe Befeuchtung (Sprudler mit destilliertem Wasser) an die Sauerstoffzufuhr angeschlossen wird. Umgekehrt, beim Wechsel von Spontanatmung zu maschineller Beatmung, muss die Befeuchtung entfernt werden.

Tracheotomierte Patienten brauchen während der Spontanatmung immer „feuchte Nasen" [→Kap. 5.6.2] auf dem Tracheostoma, um eine Austrocknung der Atemwege zu verhindern.

5.7.3 Absauggeräte und -katheter

Bei tracheotomierten und invasiv beatmeten Patienten müssen immer zwei Absauggeräte vor Ort sein: ein Standgerät ohne Akku sowie ein mobiles Gerät mit Akku, um jederzeit im Haus oder bei Ausflügen Sekret absaugen zu können bzw. um bei Stromausfall einsatzbereit ist.

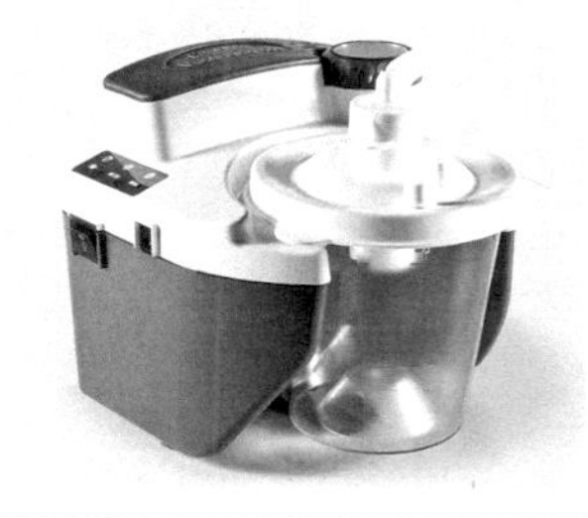

Absauggerät

Es gibt traumatische und atraumatische Absaugkatheter. Allerdings verwenden die Hersteller die Bezeichnungen für verschiedene Formen von Absaugkathetern und nicht immer ist eindeutig klar, um welche Form es sich handelt. Eigentlich müssen bei Absaugkathetern immer die Herstellerangaben beachtet werden – sie sind den Packungen allerdings selten beigefügt.

Absaugkatheter, die nur eine zentrale Öffnung an der Katheterspitze haben, sind definitiv traumatisch und müssen immer ohne Sog eingeführt werden – sie werden aber kaum mehr verwendet.

Konventionelle Absaugkatheter, die an der Spitze geöffnet, aber gerundet sind und seitliche „Augen" haben, werden je nach Firma als Katheter zum verletzungsarmen Absaugen oder atraumatisch bezeichnet und sind am häufigsten im Einsatz. Die seitlichen „Augen" verhindern ein Festsaugen an der Trachea und sie sind – je nach Hersteller - mit oder ohne Sog einzuführen [→Kap. 8.3.2].

Eindeutig atraumatisch sind jene Absaugkatheter, die an der Spitze ein kleines Polster („Elefantenfuß") und seitliche „Augen" haben. Sie werden immer mit Dauersog eingeführt und auch herausgezogen, damit das „Polster" aufgeblasen bleibt.

Mittlerweile sind kurze, nicht zu weiche Absaugkatheter Standard. Kürzere Katheter können nicht so weit eingeführt werden, und härtere Katheter lassen sich leichter einführen. Beides reduziert die Belastung für die Patientinnen und Patienten.

5.7.4 Weitere Ausstattungselemente

Pulsoxymeter

Mit der Pulsoxymetrie wird nichtinvasiv die arterielle Sauerstoffsättigung sowie die Herzfrequenz über Lichtabsorption gemessen. Gemessen wird mit einem Sättigungsaufnehmer (Clip oder Klebesensor) an einem leicht zugänglichen Körperteil, vorzugsweise an einem Finger, einem Zeh oder am Ohrläppchen. Die genaueste Messung erfolgt normalerweise am Zeigefinger, allerdings ist die Messung gegenüber einer Blutgasanalyse deutlich ungenauer. Die Messergebnisse reichen aber für die außerklinische Beatmung zu Hause völlig aus.

Dagegen können erhebliche Messfehler auftreten, wenn die Fingernägel lackiert sind, künstliche Nägel verwendet werden, bei Fahrten über unebenes Gelände (z. B. Rollstuhl über Kopfsteinpflaster) sowie bei schlechter kapillärer Durchblutung der Extremitäten.

Längst nicht alle Beatmungspatienten brauchen eine Pulsoxymetrie. Viele Angehörige kennen das Gerät aber noch aus Klinikzeiten und fühlen sich deutlich sicherer, wenn sie auch zu Hause über einen Pulsoxymeter verfügen. Die dauerhafte Überwachung auch im außerklinischen Bereich führt nicht selten zu nervösen Aktivitäten, wenn etwas heftigere Schwankungen gemessen werden. Insofern kann sie auch verunsichern und führt manchmal zu – meist fruchtlosen – Auseinandersetzungen zwischen Pflegefachpersonen und den betreuenden Angehörigen.

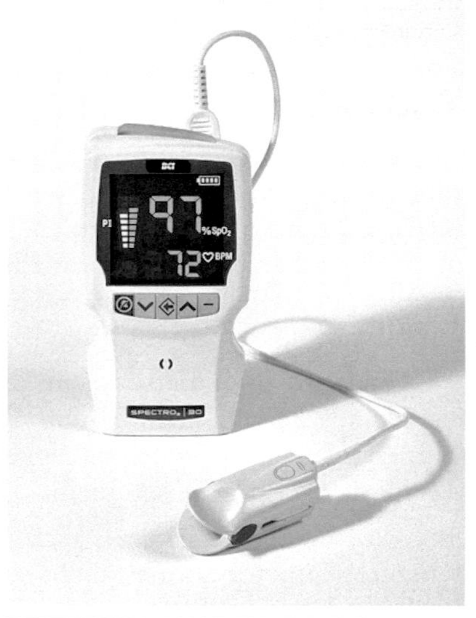

Pulsoxymeter

Cuffdruck-Manometer

Cuffdruckmesser erlauben es, den Innendruck der Cuffs zu kontrollieren und damit – bei möglichst niedrigen Drücken (grüner Bereich) – Druckstellen an der Trachea zu vermeiden.

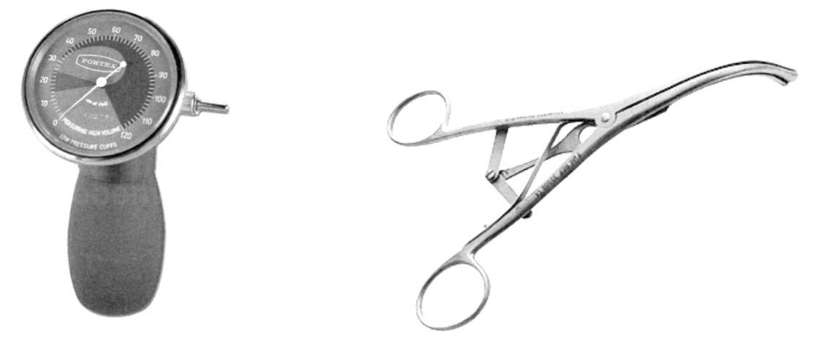

Cuffdruck-Manometer Tracheostomaspreizer

Tracheostomaspreizer

Tracheostomaspreizer dienen dazu, das Tracheostoma offen zu halten, falls es in irgendeiner Form zusammenklappen sollte – der Fall kann vor allem bei dilatativen TS eintreten.

Beatmungsbeutel

Beatmungsbeutel mit Sauerstoffreservoir sind für den Notfall unerlässlich, da z. B. bei einer Herzdruckmassage im Falle der Wiederbelebung der Patient von der Beatmungsmaschine genommen werden muss (Daueralarm). Außerdem bei Stromausfall etc.

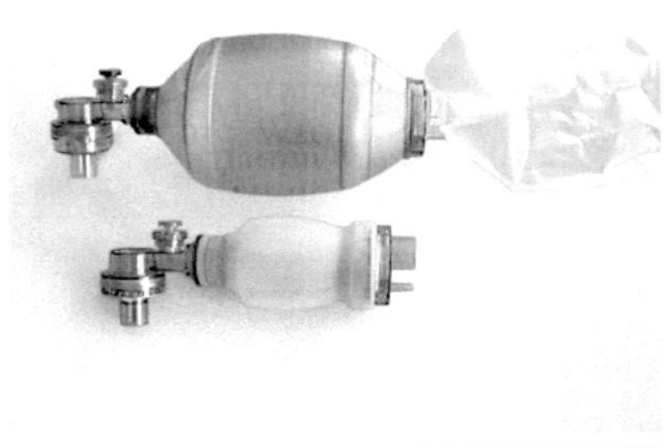

Beatmungsbeutel mit Sauerstoffreservoir für Erwachsene und Kinder-Beatmungsbeutel

5.7.5 Checkliste Grundausstattung Beatmung

- Beatmungsgerät
- zweites, baugleiches Gerät bei Beatmung über 16 Stunden
- Zubehör: Schlauchsysteme, HME-Filter, evtl. Bakterien/Virenfilter, Tubusverlängerungen „Gänsegurgel“
- aktive Atemgasbefeuchtung (fakultativ mit Begründung)
- externe Batterieversorgung (mit Begründung)
- Beatmungsbeutel mit Sauerstoffreservoir
- 2 Absauggeräte, stationär und mobil
- Absaugkatheter
- Sauerstoffkonzentrator oder Flüssigsauerstoff und O_2-Flasche
- je nach Beatmungsform 2 Beatmungsmasken bzw. 2 Trachealkanülen, wobei die 2. TK eine Nummer kleiner sein soll
- evtl. Sprechventile (patientenabhängig)
- Blutdruckgerät, Stethoskop, Fieberthermometer
- Gerät zur Hustenassistenz, z.B Cough Assist™ „cough assist“™ oder „Clearway“™ (mit Begründung)
- Pulsoxymeter (mit Begründung)
- Rollstuhl mit Sonderanbau für Beatmungszubehör
- Pflegebett
- Notfall-Set

5.7.6 Checkliste Tracheostomapflege

- Trachealkompressen
- Kanülenhaltebändchen
- Tracheostomaspreizer
- Stoma-Reinigungstücher
- Tracheostoma Gleitgel
- Sterile Einmalhandschuhe
- 20 ml Spritze
- Innenkanülen („Seele“) zum Wechseln
- Taschenlampe
- Cuffdruckmesser

5.7.7 Notfallausstattung bzw. Notfallset

- Beatmungsbeutel mit Sauerstoff-Reservoir
- passende Beatmungsmaske (bei NIV)
- 1 Trachealkanüle in der bekannten Größe der Patientin
- 1 TK eine Nummer kleiner als die normale Größe
- 20-ml-Blockerspritze
- Gleitgel
- Tracheostomaspreizer
- mehrere Absaugkatheter
- funktionstüchtiges Absauggerät mit Akku
- sterile Handschuhe
- Trachealkompressen und Haltebänder
- ggf. Pulsoxymeter
- Taschenlampe
- individuell ausgestattete Notfalltasche einschl. Dokumentation der Diagnosen, Notfallberichte, Verlegungsberichte etc.

5.7.8 Ergänzender Hinweis

Die meisten Patientinnen in der außerklinischen Beatmungspflege leiden unter mehr oder weniger massiven Schluckstörungen. Das bedeutet, der Großteil wird nicht nur beatmet, sondern auch über Sonde ernährt, wobei es sich in der Regel um eine Ernährung über PEG-Sonde handelt. Entsprechend gehört zur erweiterten Grundausstattung von Beatmungspatienten auch die Ernährungsausstattung:

- Ernährungspumpe
- Infusionsständer mit Leerbehälter
- Sondennahrung nach Verordnung
- Verbandsmaterial für PEG-Wundversorgung
- Spritzen (20 ml)
- Adapter
- Hautdesinfektionsmittelp

6 Hygiene als aktives Risikomanagement

Infektionen – besonders mit multiresistenten Keimen – nehmen zu. Daher ist hygienisches Arbeiten in der Pflege unbedingt zu beachten. Das gilt generell, insbesondere aber bei Menschen mit reduziertem Allgemeinzustand und geschwächtem Immunsystem. Das trifft auf die meisten Menschen zu, die mit Trachealkanüle mit oder ohne invasiver Beatmung leben oder auch nichtinvasiv (NIV) beatmet werden.

6.1 Rechtliche Grundlagen

Der Bund verfolgt mit dem Infektionsschutzgesetz (IfSG) das Ziel, „übertragbaren Krankheiten beim Menschen vorzubeugen, Infektionen frühzeitig zu erkennen und ihre Weiterverbreitung zu verhindern.“ Es besteht eine enge Zusammenarbeit mit den Ländern und insbesondere dem Robert-Koch-Institut (RKI).

Das RKI hat die Aufgabe, Konzepte zu entwickeln, wie die Verbreitung von Infektionen eingedämmt werden kann bzw. welche Präventionsmaßnahmen insbesondere zur Vermeidung nosokomialer Infektionen ergriffen werden müssen.

6.1.1 Richtlinien des Robert-Koch-Instituts

Die Richtlinien des Robert-Koch-Instituts gelten als vorweggenommene Sachverständigengutachten und geben den anerkannten „Stand der Technik“ wieder. Durch das Infektionsschutzgesetz ist dem Robert-Koch-Institut die Richtlinienkompetenz zugesprochen (§ 4 Abs. 1 IfSG). Es ist daher für jede Einrichtung verpflichtend, die RKI-Richtlinien zu beachten, zu kennen und sie einrichtungsintern umzusetzen. Langzeitpflege-Einrichtungen müssen sich im Rahmen ihrer Präventionskonzepte der Aufgabe stellen, „eine geeignete Balance zwischen der Wahrung des häuslichen Lebensumfelds und dem Infektionsschutz zu finden“.

6.1.2 Landesvorschriften

Alle Bundesländer haben eigene Hygienerichtlinien erlassen, in Bayern etwa die „Verordnung zur Hygiene und Infektionsprävention in medizinischen Einrichtungen (MedHygV)“ von 2010. Die Einrichtungsleitung hat demnach

„zu gewährleisten, dass die dem jeweiligen Stand der medizinischen Wissenschaft entsprechenden personell-fachlichen, betrieblich-organisatorischen sowie baulich-funktionellen Voraussetzungen für die Einhaltung der allgemein anerkannten Regeln der Hygiene und Infektionsprävention geschaffen und die nach dem Stand der medizinischen Wissenschaft erforderlichen Maßnahmen getroffen werden, um nosokomiale Infektionen zu verhüten und die Weiterverbreitung von Krankheitserregern, insbesondere solcher mit Resistenzen, zu vermeiden.“

Die relevantesten Hygienevorschriften

TRBA 250

IfSG/RKI Richtlinien

PQR des MDK

6.1.3 Pflegequalitätsrichtlinien des MDK

Der Maßnahmenkatalog des MDK führt Hygiene-Kriterien auf, die sowohl für stationäre als auch für ambulante Pflegeeinrichtungen gelten – unter anderem diese – die in den Pflegequalitätsrichtlinien (PQR) kommentiert werden:

- Existiert in der Einrichtung ein geeignetes Hygienemanagement?
- Sind relevante Richtlinien des Robert-Koch-Instituts nachweislich bekannt?
- Stehen den Mitarbeitern erforderliche Arbeitshilfen (Einmalhandschuhe, Desinfektionsmittel etc.) zur Verfügung?
- Gibt es Hygienestandards zum Umgang mit antibiotikaresistenten Keimen wie MRSA etc.?

6.1.4 TRBA 250 „Biologische Arbeitsstoffe im Gesundheitswesen und in der Wohlfahrtspflege“

Die →TRBA 250 sind neben den RKI Richtlinien das wichtigste Vorschriftenwerk. Sie beruhen auf der Biostoffverordnung, sind Grundlage des Versicherungsschutzes der Berufsgenossenschaften und dienen als praktischer Leitfaden. Diese TRBA findet Anwendung auf Tätigkeiten mit biologischen Arbeitsstoffen (Blut, Exkremente, Sekret) in Bereichen des Gesundheitswesens, in denen Menschen medizinisch untersucht, behandelt oder gepflegt werden.

Die TRBA fordert eine Gefährdungsanalyse sowie einen dazu angepassten Hygieneplan.

www.baua.de/de/Themen-von-A-Z/Biologische-Arbeitsstoffe/TRBA/TRBA-250.html

6.2 Hygiene-Organisation

Hygienemaßnahmen lassen sich aufgrund der vielschichtigen Anforderungen nicht als isolierte Maßnahmenpläne regeln, sondern müssen in ein stimmiges Gesamtsystem eingebettet sein. Dazu gehören die Festlegung der Gesamtverantwortung, ein Strukturplan, die Gefährdungsbeurteilung sowie die Erstellung eines verbindlichen Hygieneplans.

6.2.1 Gesamtverantwortung

Der Träger und die Leitung der Pflegeeinrichtung sind verantwortlich, dass innerbetriebliche Verfahrensweisen zur Infektionshygiene (Strukturplan, Gefährdungsanalyse) festgelegt sind und die einschlägigen Anforderungen der Hygiene (Hygieneplan) eingehalten werden. Die Benennung einer hygienebeauftragten Pflegefachperson mit entsprechender Fortbildung ist dabei empfehlenswert, da die fachliche Überprüfung von Hygienemaßnahmen notwendig ist.

6.2.2 Strukturplan

In jeder Einrichtung ist festzulegen, wer welche Verantwortung im Bereich der Hygiene übernimmt. Neben der hauptverantwortlichen Leitung gehört das Hygienemanagement zum Qualitätsmanagement. Insbesondere die Hygienebeauftragte hat wesentliche Aufgaben, die in einer Stellenbeschreibung zu hinterlegen sind:

- Erarbeitung, Einführung und Umsetzung von notwendigen Hygienestandards in Absprache mit der Pflegedienstleitung
- Durchführung von Hygienevisiten anhand festgelegter Kriterien (z. B. in Checklisten), die zu dokumentieren sind
- Überwachung und Anleitung von Pflegetechniken und die Einhaltung des Hygieneplans
- Schulung der Mitarbeiterinnen und Sicherstellung des Nachweises gesetzlich geforderter Fortbildungseinheiten
- Unterrichtung von Verantwortlichen über Verdachtsfälle (Infektionskrankheiten) im Rahmen des Ausbruchsmanagements.

Nicht zuletzt ist jeder Mitarbeiter im Rahmen der dienstlichen Pflichten für die Umsetzung der hygienischen Richtlinien mit verantwortlich.

6.2.3 Gefährdungsanalyse

Gemäß der Biostoffverordnung § 4 muss der Arbeitgeber eine Gefährdungsbeurteilung durchführen, in der festgestellt wird, welche Gefährdungen bei der Pflege von Menschen für die Mitarbeiter entstehen und wie diese vermindert werden können. Die Gefährdungsbeurteilung muss durch eine fachkundige Person (siehe TRBA 200) durchgeführt und alle zwei Jahre aktualisiert werden. Die Schutzmaßnahmen sind in einer Betriebsanweisung hinterlegt. Die Beurteilung könnte folgende Form haben (Klauß nach TRBA 250, Abs. 4 „Schutzmaßnahmen“):

Tätigkeit	Gefährdung	Maßnahme
Grundpflege	Kontakt mit Körperflüssigkeiten und Fäkalien ist möglich; geringfügiger Kontakt mit potenziell infektiösem Material möglich	Schutzschürzen, Handschuhe, Hände-desinfektion (HD)
Inkontinenz-versorgung	Kontakt mit Ausscheidungen	Schutzschürze, Handschuhe, HD
Schmutzwäsche entsorgen	Kontakt mit Ausscheidungen und Körperflüssigkeiten ist möglich	Schutzschürze, Handschuhe, HD
Umgang mit Spritzen, Pen, Kanülen	Schnitt- und Stichverletzungen möglich, Infektionsgefährdung durch Blut	Handschuhe, HD, Spritzenabwurf, Impfungen
Wundversorgung	Kontakt mit Blut oder Eiter möglich	Schutzschürze, Handschuhe, HD
Reinigung und Desinfektion von Flächen	Kontakt mit Ausscheidungen und Körperflüssigkeiten ist möglich	Schutzschürze, Handschuhe, HD
TK-Pflege oder TK-Wechsel	Kontakt mit (infektiösem) Sputum möglich, abhängig von Patientensituation	Schutzschürze, Handschuhe, Händedesinfektion (HD), Schutzbrille
Kontakt zu Bewohnern und Kollegen	Kontakt der Hände, Kontakt durch Niesen, Husten, schwallartiges Erbrechen (Infektionsgefährdung)	Händedesinfektion

6.2.4 Hygieneplan

Ziel des Hygieneplans gemäß TRBA ist es, Übertragungen von Infektionen durch Mikroorganismen zu verhindern. Entsprechend erforderliche Präventionsmaßnahmen sind in Abhängigkeit des arbeitsplatzspezifischen Risikos festzulegen. Der Hygieneplan soll Regelungen zur Desinfektion, Reinigung und Sterilisation sowie zur Ver- und Entsorgung enthalten. Bayern hat einen Rahmenhygieneplan im Sinne des Art. 2 Abs. 1 Bayerisches Pflege- und Wohnqualitätsgesetz (PfleWoqG) erstellt. Er ist nachzulesen unter:

www.lgl.bayern.de/downloads/gesundheit/hygiene/doc/rahmenhygieneplan.pdf

6.3 Hygiene bei medizinisch-pflegerischen Tätigkeiten

6.3.1 Basishygiene

Basismaßnahmen enthalten grundlegende, für alle verbindliche Regelungen zu den Bereichen Händehygiene, Arbeits- und Schutzkleidung, Reinigungs- und Desinfektionsmaßnahmen. Diese sind in einschlägigen Richtlinien des Robert-Koch-Instituts und in den TRBA 250 aufgeführt und geregelt. Dazu gehören:

- Mitarbeiterhygiene
- Flächenreinigung- und -desinfektion
- Aufbereitung von Medizinprodukten und Pflegeartikeln
- Instrumentenaufbereitung
- Abfallentsorgung
- Prävention von Nadelstichverletzungen
- Gesundheitsschutz und erste Hilfe

6.3.2 Prävention von Infektionen

Die Empfehlung „Infektionsprävention in Heimen" des Robert-Koch-Instituts konkretisiert die Präventionsmaßnahmen bei Infektionen. Diese Richtlinie für Heime hat ausdrücklich auch Gültigkeit für ambulante Pflegeeinrichtungen. Darin werden behandelt:

- Prävention von Harnwegsinfektionen
- Prävention von Bakteriämie und Sepsis
- Prävention von Atemwegsinfektionen
- Prävention von Haut- und Weichteilinfektionen
- Prävention von gastro-instestinalen Infektionen

www.rki.de/DE/Content/Infekt/Krankenhaushygiene/Heime/Heime_node.html

6.4 Umgang mit Problemkeimen

Grundsätzlich sind Patienten der Intensivpflege als potenziell infektiös zu betrachten. Allerdings ist in der außerklinischen Beatmungspflege der Infektionsstatus der zu pflegenden Personen in der Regel bekannt. Bei konsequenter Anwendung der Basishygiene ist im Haushaltsbereich (Einzelversorgung) die Verbreitung von Problemkeimen unwahrscheinlich. Eine Modifizierung der Basishygiene ist selten notwendig.

In Wohngruppen besteht jedoch die Gefahr der Verschleppung von Krankheitserregern, somit sind intensivere Schutzmaßnahmen erforderlich. In der Praxis treten MRSA-Kolonisationen/Infektionen, weitere multiresistente Erreger wie MRGN 3/4, infektiöse Gastroenteridien, Ektoparasitenbefall, Influenza und hämatogen übertragbare Erkrankungen wie Hepatitiden oder HIV häufiger auf.

Grundsätzliche organisatorische Maßnahmen – egal bei welcher Erkrankung – müssen eingehalten werden:

- Desinfektionsplan und Hygieneplan liegen vor.
- Das Personal ist geschult und kennt die Hygienemaßnahmen zum Umgang mit dem Problemkeim.
- Die betroffene Person, ihre Angehörigen und alle an der Pflege, Behandlung und Betreuung (andere Berufsgruppen) beteiligten Personen werden unverzüglich über das Infektionsrisiko informiert und ggf. zu Schutz und Prophylaxe beraten.
- Den Patientinnen werden wenige Pflegepersonen fest zugeordnet, um Personalbewegungen zu minimieren.

Weitere Informationen zu den einzelnen Krankheiten:

www.rki.de/DE/Content/Infekt/EpidBull/Merkblaetter/merkblaetter_node.

Die wichtigsten Problemkeime und die Maßnahmen im Überblick:

Problemkeim	Maßnahmen
MRSA	– Basishygiene und Tragen von persönlicher Schutzausrüstung = PSA – Umgebungsbezogene Maßnahmen (Wäsche, Pflegeutensilien etc.) beachten – Tägliche Wischdesinfektion kundennaher Flächen und Griffbereiche sowie kontaminationsgefährdeter Flächen. Kontaminierte Flächen sofort gezielt desinfizieren. Schnelldesinfektion verwenden. – Einzelzimmerunterbringung bei MRSA-Besiedelung/Infektion bei Menschen mit besonderen Risiken (z. B. invasive Katheter, offene Wunden usw.) wird empfohlen
MRE, MRGN 3/4	– Bei MRGN 3 Basishygiene und Tragen von PSA – Ab MRGN 4 Isolierung im Einzelzimmer und Maßnahmen wie bei MRSA – VRE und ESBL-Bildner – wie MRSA
Infektiöse Gastroenteridien (z. B. Noroviren, Rotaviren)	– Generell Desinfektionsmittel mit nachgewiesener viruzider Wirksamkeit verwenden, Schnelldesinfektion für patientennahe Flächen. Desinfektionsintervalle erhöhen (besonders Griffbereiche, Sanitärbereiche) – Basishygiene und Tragen von PSA (persönlicher Schutzausrüstung) – Umgebungsbezogene Maßnahmen beachten – Tätigkeitverbot gemäß § 42 IfSG für erkrankte Mitarbeiter
Clostridiumdifficile-Infektionen (CDI)	– Bevor weitere Maßnahmen ergriffen werden, ist bei Vorliegen einer CDI mit dem behandelnden Arzt abzuklären, ob aktuell eine Ansteckungsgefahr anzunehmen ist. – Basishygiene und Tragen von PSA (persönlicher Schutzausrüstung) – Besonders auf das Tragen von Schutzhandschuhen achten, Hände nach der Desinfektion waschen (Sporenbildner). – Umgebungsbezogene Maßnahmen beachten

6.5 Besonderheiten in Wohngruppen

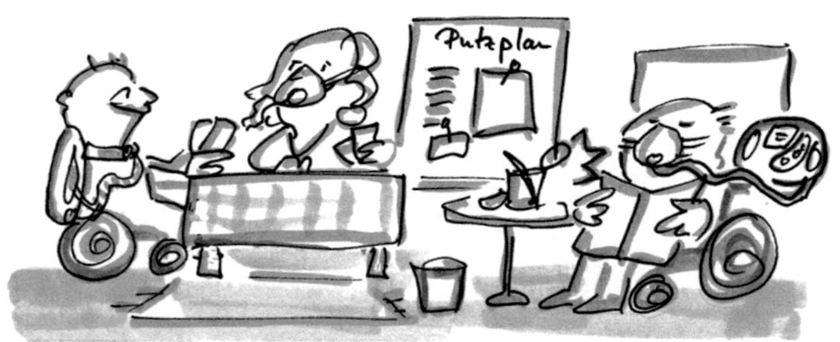

6.5.1 Lebensmittelhygiene

In Wohngruppen (i.S.d. Pflege-Wohn-Qualitätsgesetzes PflWoqG, Bayern) müssen die Vorgaben der EU-Verordnungen zur Lebensmittelhygiene und anderen lebensmittelrechtlichen Vorschriften eingehalten werden. Sie verlangt die Dokumentation von betriebseigenen Hygienemaßnahmen, wie z. B. die der Reinigung und Desinfektion (regelmäßige Reinigung des Kühlschranks, Entkalken von Heißwassergeräten, mikrobiologische Kontrollen der Spülmaschine etc.) und Regelungen zum hygienischen Umgang mit Lebensmitteln (Kontrolle von Mindesthaltbarkeitsdaten, korrekte Kühlung von Lebensmitteln usw.).

Alle Beschäftigten, die mit Lebensmitteln in Berührung kommen, müssen die Inhalte der §§ 42 und 43 des Infektionsschutzgesetzes (IfSG) kennen und regelmäßig geschult werden. Darüber hinaus sind Mitarbeiterinnen, die mit Lebensmitteln umgehen, gemäß § 4 Lebensmittelhygieneverordnung (LMHV) einmal jährlich lebensmittelhygienisch zu schulen.

6.5.2 Wäscheaufbereitung

Bei der Wäscheaufbereitung sind folgende Aspekte zu berücksichtigen:

- Sammeln und Transport – z. B. in ausreichend widerstandsfähigen, dichten und verschlossenen Behältnissen
- Wäscheaufbereitung – z. B. die korrekte Dosierung von Waschmittel, um die Wirksamkeit zu gewährleisten
- Wäschelager – z. B. die strikte Trennung sauberer und schmutziger Wäsche
- Waschverfahren und Desinfektion – z. B. infektionsverdächtige Wäsche wird desinfizierend gewaschen
- Hygieneplan und Schutzausrüstung – z. B. müssen Maßnahmen zur Reinigung und Desinfektion schriftlich festgelegt werden.

6.5.3 Tierhaltung

Grundsätzlich ist das Halten von Tieren möglich, wenn Unfällen und Infektionsgefährdungen hinreichend vorgebeugt wird und keine Allergie bei Mitbewohnern gegen Tierhaltung spricht. Kriterien für die Tierhaltung:

- Sauberkeit der Räume, Käfige, Volieren, der Trink- und Futterbehälter
- artgerechte Haltung, regelmäßige Fütterung und Pflege, regelmäßige tierärztliche Überwachung (Impfung, Parasitenbehandlung)
- hygienische Händedesinfektion des Personals nach Tierkontakt, nach Reinigen von Käfigen, Fressnäpfen etc.

7 Dokumentation

Dokumentation in der Pflege ist selbstverständlich. Dabei unterscheidet sich die Basisdokumentation in der außerklinischen Beatmungspflege nicht oder nur marginal von der Pflege z. B im Pflegeheim. Ob Pflegeplanung z. B. entsprechend der „Aktivitäten, existenziellen Erfahrungen und Beziehungen des täglichen Lebens“ (AEBDL), Assessments nach den Expertenstandards oder Biografiearbeit, all diese Bereiche zu erheben und zu dokumentieren, hat auch in der außerklinischen Intensivpflege standardmäßig zu erfolgen. Hinzu kommen weitere Aspekte: Protokolle für

- Vitalzeichenkontrolle (Blutdruck, Puls, Temperatur, evtl. Flüssigkeitsbilanz, Sauerstoffsättigung, Sauerstoffzufuhr)
- Gerätecheckliste (Beatmungsgeräte, Absauggeräte, Pulsoxymeter, Sondenernährungspumpe, Sauerstoffkonzentrator bzw. Sauerstoffflasche, Alarmfunktionen etc.)
- Häufigkeit des Absaugens bzw. des Wechsels der Innenkanüle
- Wechsel der Trachealkanüle
- angeordnete Beatmungsparameter
- Kontrollbogen für eingestellte Parameter sowie – bei unterstütztem Atemmodus [→Kap. 5.3] – tatsächlich erreichte Werte
- genaue Angaben der Zeiten von assistierter und spontaner Atmung
- Wechsel-, Reinigungs- und Desinfektionsintervalle des Beatmungs- und Absaugzubehörs

Die meisten Pflegedienste entwickelten in den letzten Jahren dazu eigene Vorlagen im Rahmen ihres Qualitätsmanagements. Mittlerweile gibt es zunehmend zentrale Dokumentationsanbieter, die eine komplette Ausstattung auch für Pflegedienste der außerklinischen Intensivpflege anbieten.

Eine sorgfältige Dokumentation ist die Grundlage für geplantes und patientenorientiertes Handeln. Sie ermöglicht allen Beteiligten einen raschen Überblick. Daher darf sie nicht nachlässig gehandhabt werden.

8 Pflegerische Grundlagen

Der Verlauf und die Bewältigungsformen der durch Krankheit veränderten Familiensituation stellen in der außerklinischen Beatmungspflege eine erhebliche Herausforderung dar. Das betrifft gleichermaßen die Gesamtorganisation wie die damit verbundene Arbeit. Die Verlaufskurve chronisch kranker Menschen [→Kap. 2.1] bezieht sich nicht nur auf den pathophysiologischen Prozess einer Krankheit, sondern verweist auf die aktive Rolle aller Akteure bei der Gestaltung des Verlaufs einer Erkrankung. Im Prozess der Krankheitsbewältigung wirken daher neben dem Patienten und den professionell Pflegenden vor allem das soziale Umfeld, die Familie des Erkrankten mit.

Dieses Wissen verlangt in der außerklinischen Beatmungspflege einen Fokuswechsel von einer isolierten Patientenversorgung hin zu einem Unterstützungskonzept, das auch das Familiensystem berücksichtigt. Professionell Pflegende sollen in der Lage sein, die Pflegebeziehung vertrauensvoll begleitend und unterstützend zu gestalten, damit die Patienten und deren Angehörige ihre Krankheit und die damit verbundene Situation verarbeiten und bewältigen können.

Für die Versorgung von Menschen in der außerklinischen Beatmungspflege steht somit nicht allein die Überwachung von Symptomen im Mittelpunkt. Im Fokus der Pflege stehen auch die individuelle Krankheitsbewältigung, die Verbesserung der Lebensqualität und die Wünsche der pflege- und hilfebedürftigen Menschen sowie deren Angehörigen.

Wie beschrieben, unterliegen chronische Krankheitsverlaufskurven Veränderungen und Schwankungen [→Kap. 2.1.2]. Diese Veränderungen müssen Pflegende entsprechend reflektieren. Dabei ist die Vielschichtigkeit gerade bei Patientinnen in der außerklinischen Beatmungspflege zu fokussieren und ressourcenorientiert zu erfassen.

Jede pflegerische, medizinische oder therapeutische Intervention hat Einfluss auf das Befinden und die Lebensqualität der Betroffenen, daher sind alle Interventionen individuell mit ihnen abzustimmen. Manchmal müssen von den Pflegefachpersonen auch Entscheidungen akzeptiert werden, welche die Effektivität der Behandlung zwar negativ beeinflussen können, von den zu Pflegenden aber gewünscht werden.

Eine wesentliche Aufgabe der Pflege besteht darin, den (oft fortschreitenden) Prozess einer chronischen Erkrankung zu akzeptieren, die Pflegeintervention darauf auszurichten und die Patientinnen unter Berücksichtigung ihrer Autonomie [→Kap. 1.5] entsprechend zu begleiten.

Nicht zu unterschätzen sind die Unterschiede in der stationären und ambulanten Versorgung bzw. der Pflege zu Hause [→Kap. 1.4]. Auch wenn die Patientinnen im Heim bzw. in der Wohngemeinschaft ihr (oft letztes) Zuhause haben, unterscheidet sich dieses Zuhause doch deutlich von dem Zuhause, in dem auch die übrige Familie lebt. Letztere ist die anspruchsvollste Form außerklinischer Beatmungspflege. Die folgenden Überlegungen sind daran ausgerichtet.

Wir machen das hier schon ...
??
Ich weiß schon, was sie braucht! Und ich hätte gerne noch einen Kaffee ...
Aber sie ist doch meine Frau ...

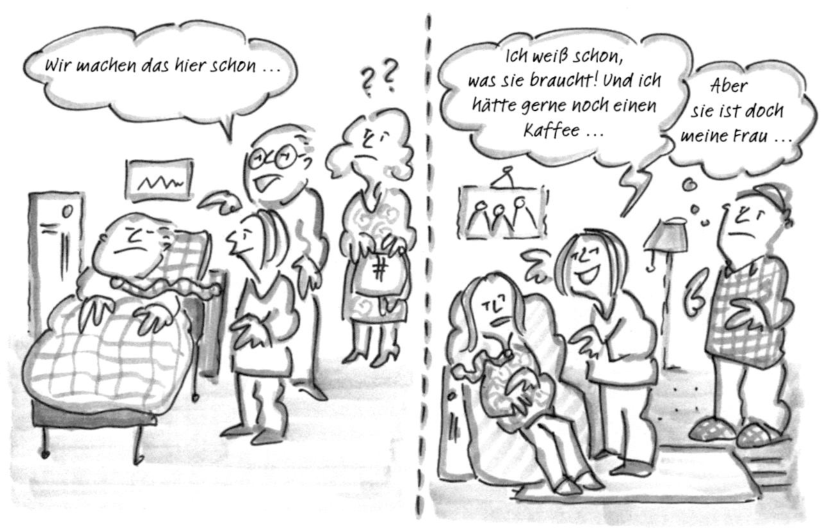

8.1 Psychosoziale Kompetenzen der Pflegenden

Lebensbedrohliche chronische Erkrankungen [→Kap. 2.1.1], bei denen das Überleben zudem von einer unterbrechungsfreien maschinellen Beatmung abhängt, haben ihre eigene psychosoziale Dynamik mit erheblichen Auswirkungen auf das komplette Familiensystem [→Kap. 2.2]. Entsprechend benötigen die Pflegefachkräfte in der außerklinischen Beatmungspflege erweiterte psychosoziale Kompetenzen, um das System professionell unterstützen zu können. Das gilt in besonders hohem Maße für die Pflege zu Hause – der Anspruch an die Kommunikationsfähigkeiten der Pflegenden darf keinesfalls unterschätzt werden.

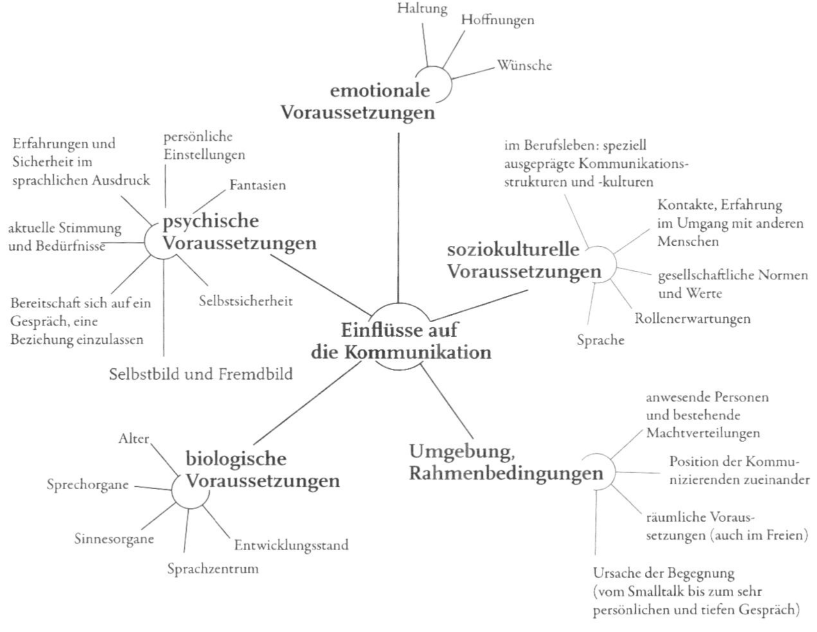

8.1.1 Der Balanceakt zwischen Nähe und Distanz

Eine stimmige Nähe sowie die nötige Distanz zu sich selbst und anderen zu entwickeln, gehört in der Pflege zu den wichtigsten professionellen Lern- und Entwicklungsaufgaben. Denn diese Balance ist nicht einfach gegeben, vielmehr muss sie in der direkten Beziehung immer wieder neu gesucht und verhandelt werden.

Körperliche Nähe ist ein zentraler Punkt pflegerischer Arbeit. Pflegende greifen so umfassend in das körperliche und damit auch emotionale Selbstverständnis anderer Menschen ein, wie es sich sonst nur Eltern kleiner Kinder oder intime Partner erlauben dürfen. Diese notwendige Grenzüberschreitung wird von den meisten Patientinnen und Angehörigen trotz anfänglicher Probleme meist gut toleriert, zumindest wenn gegenseitige Sympathie gegeben ist.

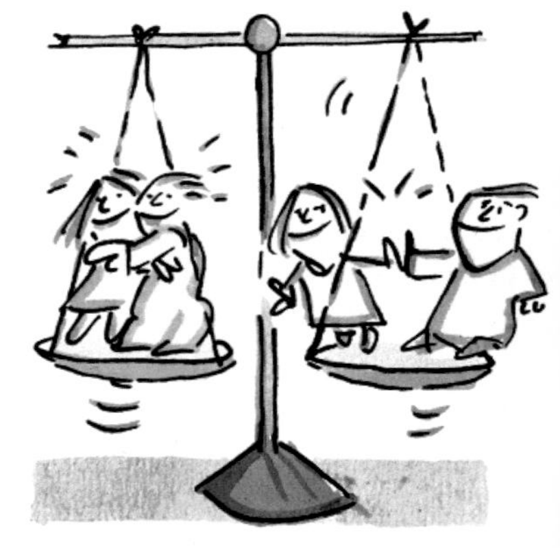

Die körperliche Grenzüberschreitung braucht aber als Korrektur psychosoziale Grenzen (Distanzerhalt), um die Nähe für alle Beteiligten – und das heißt auch für die Angehörigen – erträglich zu halten.

Beispiel Herr Maier hat eine Amyotrophe Lateralsklerose [→Kap. 4.3.1] und wird zu Hause invasiv beatmet. Seine Lebensgefährtin kümmert sich bei voller eigener Berufstätigkeit sehr liebevoll um ihn. Etliche Pflegefachkräfte wurden von beiden abgelehnt, weil sie zu wenig einfühlsam mit der Situation umgingen. Frau Wieler dagegen wird gerne gesehen, Herr Maier mag ihre Pflege und im Laufe der Zeit entwickelt sich ein gewisses Flirtverhalten zwischen den beiden. Als die Lebensgefährtin das mitbekommt, reagiert sie sehr eifersüchtig und will, dass Frau Wieler nicht mehr kommt.

Die Wahrung professioneller Nähe und Distanz verlangt emotionale Sensibilität sowie den Mut, sich gleichermaßen auf einen Menschen und dessen soziales Unterstützungssystem einzulassen und abzugrenzen. Es geht um die **Einhaltung von Grenzen,** die die Patienten und ihre Angehörigen brauchen, und die Grenzen, die Pflegende für sich selbst brauchen. Die Wahrung professioneller Nähe und Distanz **schützt Patienten, Angehörige und Pflegende** gleichermaßen.

Die Hauptschwierigkeit liegt in einer empathischen, nicht kalt wirkenden Abgrenzung bei gleichzeitiger räumlicher Nähe. Dieser Balanceakt gelingt nicht immer, zumal die Nähe- bzw. Abgrenzungswünsche der zu Pflegenden, ihrer Angehörigen, aber auch der Pflegefachkräfte sehr verschieden sind. Das bedarf eines ständigen Ausbalancierens, es reicht nicht, einmal die richtige Position gefunden zu haben, sie muss permanent aktiv aufrechterhalten bzw. neu austariert werden und bedarf emotionaler Kompetenz und Professionalität.

Insbesondere bei der 24-Stunden-Pflege zu Hause ist diese notwendige Balance schwer aufrechtzuerhalten und verlangt hohe Professionalität im Sinne regelmäßiger Selbstreflexion. Die permanente Anwesenheit von „Fremden", also den Pflegenden in der Privatsphäre einer Familie führt fast regelhaft zu grenzüberschreitenden Verhaltensweisen, wobei diese von allen Beteiligten ausgehen können.

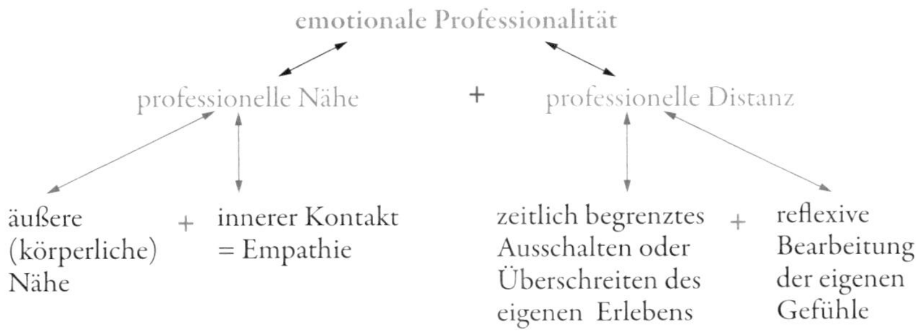

Emotionale Professionalität (I. Hofmann)

Grenzüberschreitende Verhaltensweisen – Distanzlosigkeit

Beispiel Herr Müller hatte einen schwersten Schlaganfall. Nach einem halben Jahr ist er mental meistens klar ansprechbar, bleibt aber beatmungspflichtig. Seine Frau ist zutiefst erleichtert, dass eine 24-Std.-Pflege es ermöglicht, ihren Mann jetzt bei sich zu Hause zu haben. Entsprechend empfängt sie die Pflegenden mit offenen Armen, lädt sie zu den Mahlzeiten ein und tauscht sich auch über persönliche Dinge mit den Pflegenden aus. Da sich der Freundeskreis sehr zurückgezogen hat, sieht sie die Pflegenden als Vertraute an, als Menschen, die sie in der schwierigen Situation unterstützen.

Nach einigen Monaten verändert sich die Situation dahin gehend, dass einzelne Pflegende sich dort offenbar (zu) sehr zu Hause fühlen. Sie nutzen selbstverständlich alle Räume außer dem Schlafzimmer von Frau Müller, öffnen ungefragt Schränke und Schubladen, lassen ihre Arbeitsschuhe im Haus und eine kritisiert sogar, wenn eine Tischdecke nicht gewechselt wird. Eine andere Kollegin sagt zu der Frau, sie hätte bei der Pflege nicht mitzureden und begründet das damit, dass sie (die Pflegerin) den Mann besser kenne als seine Ehefrau, die seit fast vierzig Jahren mit ihm verheiratet ist.

Dieses Beispiel weist darauf hin, wie groß das Risiko einer unprofessionellen Grenzüberschreitung ist, wenn Pflegende über Monate, teilweise Jahre viele 12-Stunden-Dienste im privaten Haushalt arbeiten. Dabei ist die Wechselwirkung dankbarer und anfangs sehr großzügiger und gesprächsbereiter Angehöriger mit einem wachsenden Vertrautheitsgefühl von Pflegenden nicht zu unterschätzen. Pflegende sind nicht davor gefeit, sich als Quasi-Familienmitglieder zu verstehen, wenn sie nicht ernsthaft und regelmäßig über ihren Auftrag reflektieren.

Umgekehrt müssen Pflegende immer damit rechnen, dass auch der Patient bzw. dessen Angehörige zu Grenzüberschreitungen und Distanzlosigkeit neigen können. Ungefragtes Duzen, Ausfragen über das Privatleben, das Aufdrängen von Geschenken, erheblicher Druck, an Mahlzeiten teilzunehmen etc. zählen zu den Grenzüberschreitungen auf Seiten der Angehörigen.

8.1.2 Fähigkeit zur Selbstreflexion

Aus dem oben nur angedeuteten möglichen Fehlverhalten wird erkennbar, dass die Fähigkeit und Bereitschaft zur Selbstreflexion im Hinblick auf eigene Verhaltensweisen eine wesentliche Voraussetzung für die intensive Pflegetätigkeit zu Hause ist.

Wichtige Reflexionsinhalte

- Ist die Pflegefachkraft tatsächlich in der Lage, 12 Stunden am Tag (bzw. in der Nacht) mit der Patientin und ihren Angehörigen auf manchmal engstem Raum zu verbringen, ohne den Arbeitsplatz verlassen zu dürfen (Gefühl der Isolation)?
- Gelingt es trotz großer Nähe zur Familie, eine professionelle Distanz zu wahren und Grenzüberschreitungen durch Angehörige zu erkennen und zurückzuweisen bzw. eigene Grenzüberschreitungen zu vermeiden?
- Ist die Pflegefachkraft in der Lage, auch in schwierigen Zeiten immer wieder neu eine belastbare Zusammenarbeit zu ermöglichen, die auch die Anliegen der Angehörigen berücksichtigt?
- Ist die eigene Berufssicherheit und Gerätekenntnis ausreichend, um in Krisensituationen allein vor Ort hinreichend professionell reagieren zu können?
- Reicht die eigene Selbstkontrolle, um die Aufgaben vor Ort auch langfristig tatsächlich in vereinbarter und angemessener Weise zu erledigen, ohne dass andere dies kontrollieren (können)?
- Kann die Pflegende es aushalten, mitunter mehrere Stunden einfach nur zur Überwachung anwesend zu sein, ohne dass sie unruhig wird oder permanent (nicht erlaubte) private Telefonate führt?
- Werden die eigenen Interaktions- und Kommunikationsfähigkeiten realistisch eingeschätzt?

Alleine ist es schwierig, das eigene Verhalten hinreichend zu reflektieren. Daher sollten regelmäßige Teambesprechungen und →Supervision selbstverständlich sein.

8.1.3 Schweigepflicht

Jede Privatperson hat das Recht, selbst zu entscheiden, was und wie viel sie anderen über sich und ihr Leben erzählen mag (informelle Selbstbestimmung). Dagegen unterliegen Mitglieder bestimmter Berufsgruppen oder Institutionen, die das Recht haben, private Informationen eines Menschen zu erfassen, der Schweigepflicht. Zum Schutz der Privatsphäre und informellen Selbstbestimmung wird die Verletzung von Privatgeheimnissen unter Strafe gestellt:

> „Wer unbefugt ein fremdes Geheimnis, namentlich ein zum persönlichen Lebensbereich gehörendes Geheimnis oder ein Betriebs- oder Geschäftsgeheimnis, offenbart, das ihm als Arzt […] oder Angehöriger eines anderen Heilberufes […] anvertraut worden oder sonst bekannt geworden ist, wird mit Freiheitsstrafe bis zu einem Jahr oder mit Geldstrafe mit Antrag bestraft."
>
> — *§ 203 Strafgesetzbuch (StGB)*

Pflegende unterliegen der Schweigepflicht. Diese umfasst alle Informationen, die ihnen in ihrer beruflichen Eigenschaft anvertraut oder auf andere Weise bekannt wurden:

- die Tatsache, dass überhaupt ein Behandlungsverhältnis zu einer bestimmten Person besteht bzw. bestanden hat
- die Art der Erkrankung oder Verletzung
- den Krankheitsverlauf, Untersuchungsergebnisse, Verdachtsdiagnosen
- angeordnete bzw. durchzuführende Maßnahmen
- Pflegeverläufe und Pflegeplanungen
- alle übrigen Informationen, die den Pflegenden während der Pflegebeziehung bekannt wurden (Wohn- und Lebenssituation, innerfamiliäres Erleben und Verhalten, Sucht, sexuelle Vorlieben, Vermögenslage, körperliche Hygiene usw.)

Dies gilt, soweit die Einzelheiten Rückschluss auf eine bestimmte – und damit identifizierbare – Person zulassen und über den Tod der Person (Patientin) hinaus.

Die Schweigepflicht gilt gegenüber jeder anderen Person. Dazu zählen z. B. auch alle Angehörigen einer pflegebedürftigen Person, sofern sie nicht Bevollmächtigte oder Betreuer sind.

Nur die Patientin selbst kann Pflegende von der Schweigepflicht gegenüber weiteren Personen (z. B. Angehörigen oder Freunden) entbinden. So kann z. B. die Patientin erlauben, dass Pflegende am Telefon – nach Rücksprache mit ihr – entfernter wohnenden Angehörigen Auskunft erteilen. Allerdings ist die Vergewisserung und Rücksprache in jedem Fall erforderlich.

Die Schweigepflicht gilt auch gegenüber Berufskolleginnen, weisungsbefugten Ärzten oder Vorgesetzten der schweigepflichtigen Pflegenden, soweit diese nicht selbst mit der Bearbeitung des konkreten Falles des Betroffenen befasst sind. Ein Grundsatz, der leider viel zu häufig missachtet wird.

Beispiel Bei Herrn Taler arbeitet ein Team aus acht Pflegenden. Die meisten arbeiten noch bei weiteren Patienten des außerklinischen Intensivpflegedienstes. Frau Taler unterhält sich gerne mit den Pflegenden, interessiert sich für deren Arbeit bei anderen Patienten.

Etliche Pflegende erzählen – zunächst in anonymisierter Form – von ihren anderen Patienten. So werden allmählich Diagnose, Lebensort und Lebenssituation der anderen Patienten bekannt, nicht zuletzt sogar Namen genannt. Damit ist die Schweigepflicht gebrochen …

Patientendaten dürfen grundsätzlich nur nach vorheriger Einwilligung der betroffenen Person oder in anonymisierter Form an Dritte weitergegeben werden.

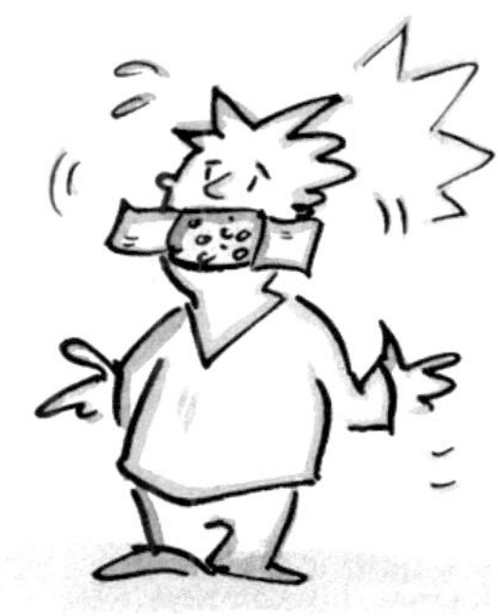

8.2 Grundlegende Prinzipien im Umgang mit außerklinisch beatmeten Patienten

Bei der außerklinischen Beatmungspflege handelt es sich um einen Teilbereich der Intensivpflege. Das stellt einige zwingende Voraussetzungen an die Organisationsebene.

8.2.1 Aufgaben des Pflegedienstes

Der ambulante Intensivpflegedienst befindet sich gegenüber den Patientinnen in einer Garantenstellung. Diese ist gegeben, wenn eine Person in einer Pflichtenposition steht, in der sie dafür einzustehen hat, dass sich die Gefahren, die von einer bestimmten Gefahrenquelle ausgehen, nicht realisieren.

Beispiel Pflegende dürfen beatmungspflichtige Personen nicht alleine lassen. Sie tragen persönlich die volle Verantwortung, dass die Beatmung nicht unterbrochen wird.

Zu den Aufgaben des ambulanten Intensivpflegedienstes gehört die Sicherstellung, dass

- nur qualifiziertes Fachpersonal eingesetzt wird;
  Ausnahmen sind die Unterstützung durch Pflegehilfspersonen bei grundpflegerischen oder hauswirtschaftlichen Leistungen innerhalb einer Wohngruppe oder stationären Pflegeeinrichtung, sofern eine verantwortliche Pflegefachkraft anwesend ist. Außerdem – nach entsprechender Einweisung – eine Versorgung durch Angehörige Rückzugspflege oder die Pflege nach dem Assistenzmodell [→Kap. 3.3.3]
- regelmäßig Einweisungen und Schulungen nach anerkannten Standards durchgeführt werden und
- in der ersten Phase nach Aufnahme eines beatmungspflichtigen Patienten eine engmaschige Betreuung durch die Pflegedienstleitung gewährleistet ist.

8.2.2 Qualifikation des Pflegepersonals

Bei einer 2006–2008 durchgeführten Reihenüberprüfung von zwölf ambulanten Intensivpflegediensten im Stadtgebiet München durch den Medizinischen Dienst der Krankenkassen (MDK) Bayern und das Referat für Gesundheit und Umwelt (RGU) München wurde festgestellt, dass Defizite in der formalen oder materiellen Personalqualifikation (als Merkmal der Strukturqualität) mit Defiziten in anderen Qualitätsbereichen (Prozess- bzw. Ergebnisqualität) korrelierten.

Umgekehrt waren bei vorhandenen formalen und materiellen Personalqualifikationen auch in den anderen Qualitätsbereichen gute Ergebnisse festzustellen. Das heißt, der Qualifikation der Pflegenden kommt in der außerklinischen Intensivpflege die entscheidende Bedeutung zu. Es gibt keine gesetzlichen Bestimmungen für die Qualifikation, aber Vorgaben von den Kostenträgern und Fachgesellschaften.

Wohngruppe Sonnenschein
Wenn wir die Qualität unserer Einrichtung steigern wollen, müssen wir Ihre Qualifikation verbessern!
Fort-bildung
Zertifikat
Training

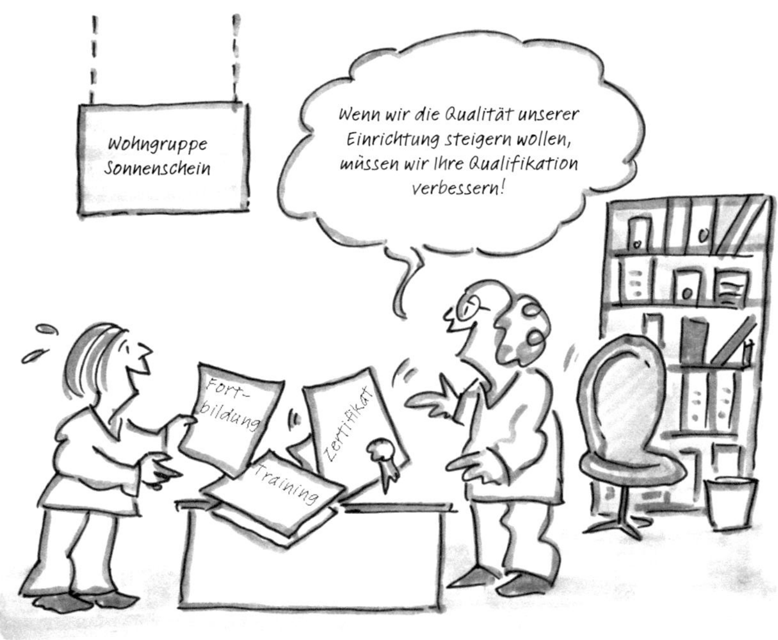

Der Pflegedienst hat nach Empfehlungen der S2 Leitlinie und KNAIB in der Personalbesetzung folgende Aspekte zu berücksichtigen:

- Individuelle Merkmale der beatmungspflichtigen Patienten. Die Gegebenheiten einer voll orientierten Patientin mit nicht-invasiver Maskenbeatmung [→Kap. 5.1] unterscheiden sich erheblich von dem Patienten, der bewusstseinsgetrübt mangels Eigenatmung dauerhaft invasiv beatmet [→Kap. 5.2] werden muss.
- Dauer und Stabilität der außerklinischen Versorgung sowie die Versorgungsform [→Kap. 1.4]

Die Pflegedienstleitung eines Intensivpflegedienstes darf nur von einer Pflegefachkraft übernommen werden, die zum einen über die zweijährige Fachweiterbildung „Intensivpflege und Anästhesie" (DKG) sowie mehrjährige Berufserfahrung im Beatmungsbereich und über eine zweijährige Weiterbildung zur Leitung eines Pflegedienstes verfügt.

Die verantwortliche Pflegefachkraft und deren Stellvertretung vor Ort sollten über folgende Qualifikationen verfügen:

- Nachweis einer von der Deutschen Krankenhausgesellschaft (DKG) anerkannten Weiterbildung zur Fachpflegekraft für Intensivpflege und Anästhesie
- Nachweis einer mindestens zweijährigen Intensivpflegetätigkeit in einer stationären oder ambulanten Einrichtung innerhalb der letzten fünf Jahre (mindestens 50 % Stellenanteil)
- →Atmungstherapeutin mit pflegerischer Ausbildung

www.knaib.de/cms/fileadmin/fileroot/Fortbildung.pdf

www.pneumologie.de/fileadmin/pneumologie/downloads/Leitlinien/DGP_S2_LL_NIV_Home_final.pdf .
In dieser Pdf-Datei insbesondere S. 42.

Alle Pflegefachkräfte, die eigenverantwortlich am vom Beatmungsgerät abhängigen Patienten tätig sind, sollten zusätzlich zu ihrer dreijährigen Ausbildung zur Gesundheits- und Krankenpflegerin bzw. Altenpflegerin eine der folgenden Qualifikationen aufweisen:

- Gesundheits- und Krankenpflegerin mit einer von der DKG anerkannten Weiterbildung zur Fachpflegekraft für Intensivpflege und Anästhesie
- Gesundheits- und Krankenpfleger mit →Heimbeatmungskurs
- Gesundheits- und Krankenpflegerin mit mindestens einjähriger klinischer Intensiverfahrung innerhalb der letzten fünf Jahre
- Altenpflegerin mit Heimbeatmungskurs

Gesundheits- und Krankenpfleger ohne eine der oben genannten Zusatzqualifikationen sollten nach beatmungsspezifischer Einweisung nur innerhalb einer Intensivpflege-Wohngruppe oder in der häuslichen Versorgung eines stabilen Klienten eingesetzt werden mit dem Ziel, die Weiterbildung „Heimbeatmungskurs" innerhalb eines Jahres nach Anstellung zu beginnen.

Altenpflegerinnen ohne Heimbeatmungskurs sollten nur innerhalb einer Intensivpflege-Wohngruppe bzw. in einer stationären Intensivpflegeeinrichtung eingesetzt werden, wenn im selben Wohnbereich und in derselben Arbeitsschicht eine Pflegefachkraft mit einer der oben genannten Qualifikationen präsent ist. Sofern eine Einrichtung schwerpunktmäßig intensivpflegebedürftige Kinder und Jugendliche versorgt, sind vorrangig Gesundheits- und Kinderkrankenpflegerinnen mit einer entsprechenden Zusatzqualifikation einzusetzen.

Zubereitet nach DIN EN ISO
Ich hätte es aber lieber nach TQM!

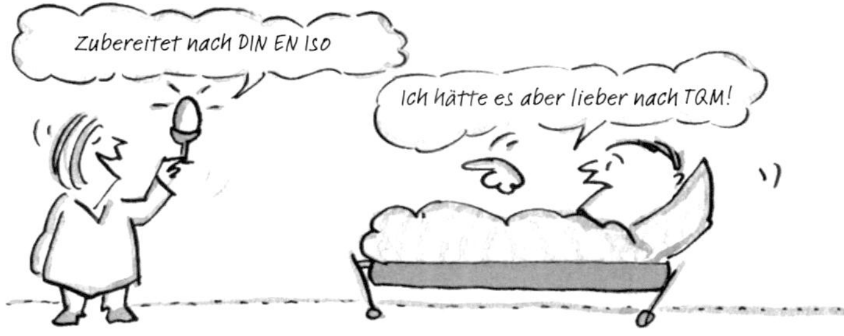

8.2.3 Überleitmanagement

Bevor ein Patient in die außerklinische Beatmung entlassen werden kann, müssen vielfältige Dinge wie pflegerische Versorgung, Kostenübernahme, Hilfsmittelgewährleistung und ärztliche Anschlussbetreuung im Voraus geklärt werden. Dafür braucht es ein entsprechendes Überleitmanagement, das in der Klinik eingeleitet werden muss.

Das „Kompetenz Netzwerk Außerklinische Intensivpflege Bayern" (KNAIB) hat hierzu einen Verfahrensplan entwickelt:

Verfahrensplan zum Überleitmanagement außerklinische Beatmungspflege (nach KNAIB)

1) Klinik/Arzt	erstellt die medizinische/pflegerische Prognose über eine langfristige bzw. dauerhafte Intensivpflegebedürftigkeit und führt erste Gespräche mit Patientin und Angehörigen/ Bevollmächtigten
2) Klinik/ Sozialdienst	psychosoziales Beratungsgespräch mit Betroffenen und Angehörigen zu folgenden Inhalten: • Versorgungsmöglichkeiten • Versorgungsumfang • evtl. Vollmacht ausstellen oder Betreuer bestellen • evtl. Ortstermin oder Hausbesuch vereinbaren
3) Klinik	erstellt innerhalb von 1–2 Tagen den Überleitungs- und Berichtsbogen und sendet diesen an den Kostenträger
4) Kostenträger	leitet Überleitungs- und Berichtsbogen an MDK weiter zur Feststellung von Intensivpflegebedürftigkeit und Pflegestufe
5) MDK	erstellt innerhalb von 1–2 Tagen das Gutachten

Während der Stufen 3–6 laufen parallel Voranfragen an geeignete Pflegeeinrichtungen, ob Kapazitäten zur Patientenübernahme frei sind.

6) Arzt, Patient, Angehöriger, Kostenträger, Medizintechnik	Fallkonferenz über künftige Versorgungsform und den Versorgungsumfang. Erste Informationen zu geeigneten Pflegeeinrichtungen werden gegeben (1-2 Tage)		
	↓	↓	↓
7) Versorgungsformen	ambulante Versorgung/ WG	Kurzzeitpflege	vollstationäre Versorgung
8) HKP-Fallmanager des Kostenträgers/ Klinik/ Pflegeeinrichtung/ Medizintechniker	• Einbindung der nachfolgenden Pflegeeinrichtung und des weiterbehandelnden Arztes • Pflegevisite des Intensivpflegedienstes in der Klinik • Bedarfskonkretisierung – Hilfsmittel – Verlegung: Wahl des Transportmittels und der Begleitung (verordnungspflichtig) • Verordnungen werden erstellt		
9) Pflegeeinrichtung/ Hilfsmittelfirma	innerhalb eines Tages Kostenvoranschlag der nachfolgenden Pflegeeinrichtung und der Hilfsmittelfirmen für den Kostenträger		
10) Kostenträger	Erstellen der Kostenzusagen möglichst innerhalb von 7 Tagen		
	↓	↓	↓
11) Pflegeeinrichtung/ Hilfsmittelfirmen	Kostenübersicht für Patienten	Klärung finanzieller Unterstützungsmöglichkeiten	erstellt Klientenvertrag

Erst nach der Kostenzusage der Kostenträger sowie dem Eingang des MDK-Gutachtens ist es einer weiterversorgenden Pflegeeinrichtung möglich, konkrete Auskunft über eventuell notwendige Zuzahlungen zu geben.

12) Klinik	mindestens 24 Stunden vor Entlassung gemeinsame Abstimmung des Entlassungstermins mit weiterbehandelndem Arzt, Patienten, Angehörigen, Kostenträger, Hilfsmittelfirmen und übernehmender Pflegeeinrichtung
13) Hilfsmittelfirma	Lieferung der Hilfsmittel inkl. Geräteeinweisung
14) Klinik/ Pflegeeinrichtung	Entlassung in Begleitung der weiterversorgenden Pflegeeinrichtung mit Entlassungsbrief und pflegerischem Überleitungsbericht

8.2.4 Geräteüberprüfung und -wartung

Zur Sicherstellung einer fehlerfreien Funktion von Beatmungsgeräten sowie aller weiteren Geräte sind unten stehende Prüfungen **regelmäßig** (und zusätzlich nach außerordentlichen Anlässen) durchzuführen:

- Überprüfung aller medizinischen Geräte bei Schichtübernahme
- Funktionsprüfung nach dem Einschalten eines zuvor ausgeschalteten Gerätes
- Funktionsprüfung nach einem Schlauchsystemwechsel
- Funktionsprüfung nach Geräteaustausch

Die Funktionsprüfung erfolgt immer nach den Vorgaben des jeweiligen Herstellers, wie sie in der Bedienungsanleitung festgelegt ist.

> Medizinische Geräte (insbesondere Beatmungsgeräte) dürfen generell nur nach vorheriger Einweisung durch eine dafür speziell autorisierte Person benutzt werden. (§ 5 MPG).

Überprüfung medizinischer Geräte:

- visuelle Prüfung auf sichtbare Beschädigungen
- Überprüfung der Einhaltung von Prüffristen – besonders bei Beatmungsgeräten – (STK) Prüfsiegel/Datum
- Prüfung des Schlauchsystems (Knicke, Leckagen, Filter etc.)
- Überprüfen, ob alle Steckverbindungen (Stromkabel, Schläuche etc.) sicher halten
- Überprüfung der Geräteeinstellungen (Beatmungsparameter; Alarmeinstellungen) gemäß der Beatmungsverordnung
- Überprüfung der jeweiligen Alarmfunktion (wird jeder Alarm entsprechend der Einstellung ausgelöst?) bei allen alarmgesicherten Geräten
- Durchführung weiterer Prüfungen entsprechend den Angaben der Bedienungsanleitungen. Die Geräteüberprüfung ist zu dokumentieren.

Die Wartung und Lebensdauerkontrolle der Geräte wird in festgelegten Intervallen von den Gerätelieferanten durchgeführt und entsprechend dokumentiert.

8.2.5 Einweisung in die Funktion von Beatmungsgeräten

Die Einweisung in die Funktion von Beatmungsgeräten sollte systematisch erfolgen und umfasst:

1. **Allgemeine Angaben**
   - Nennung von Gerätetyp, Bezeichnung und Hersteller
   - Verwendungszweck (NIV/invasive Ventilation) und mögliche Beatmungsmodi
   - technisches Grundprinzip (Kolbenhub-/oder Turbinenantrieb); Luftein- und auslass
   - interne oder externe Batterie

2. **Erklärung der Geräterückseite**
   - Gerätefilter
   - Geräte- Belüftung/Kühlung
   - Patienten- Lufteinlass/Filter
   - O_2-Anschluss und Adapter
   - Filter-Wechselmodus
   - Stromzufuhr (Netzkabel, Anschluss für externe Batterie, interner Akku, externe Batterie, Akkupflege)
   - Netzschalter
   - Anschluss für externen Alarm, Anschluss für „Schwesternruf“
   - serielle Schnittstelle (Daten auslesen über PC).

3. **Erklärung der Gerätevorderseite**
   - Anschlüsse und Adapter für Schlauchsystem; Steuerungsschläuche (Druck- und Exspirationsventil); O_2-Zufuhr; FiO_2 -Messzelle
   - Knöpfe und Regler (Ein/Aus/Stand-by Alarme quittieren ...)
   - Display

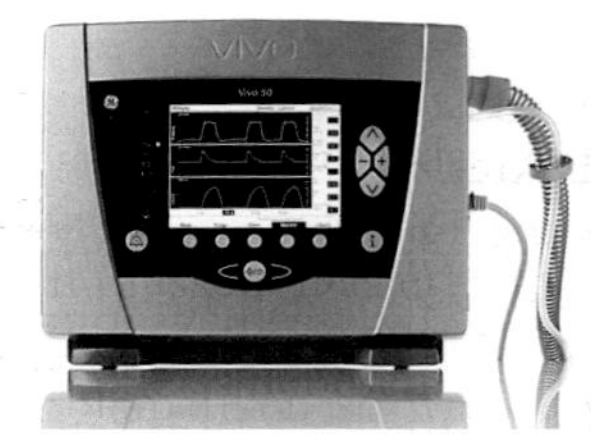

Beatmungsgerät Vivo 50

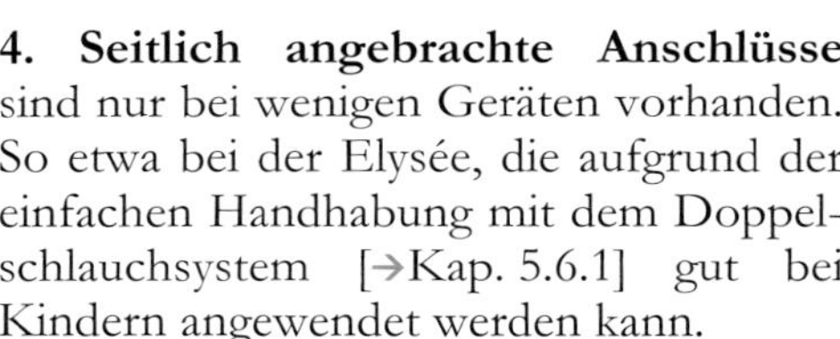

4. **Seitlich angebrachte Anschlüsse** sind nur bei wenigen Geräten vorhanden. So etwa bei der Elysée, die aufgrund der einfachen Handhabung mit dem Doppelschlauchsystem [→Kap. 5.6.1] gut bei Kindern angewendet werden kann.

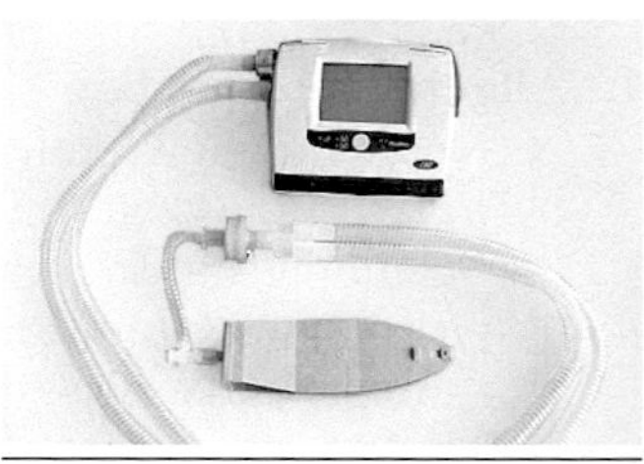

Elysee mit Doppelschlauchsystem

5. **Inbetriebnahme**
   - Gerät einschalten
   - Geräteselbsttest; Funktionsprüfung
   - Tastensperre – Verriegelung – Entriegelung
   - Menüsteuerung – Parameteranwahl und Veränderung
   - Alarme quittieren
   - Gerät ausschalten

6. **Schlauchsystem**

Unterschiede zwischen Ein- oder Zweischlauchsystemen [→Kap. 5.6.1] sind zu beachten. Der Aufbau erfolgt vom Patienten zur Maschine in der Reihenfolge: Tubusverlängerung („Gänsegurgel"), HME-Filter, Schlauchsystem mit Steuerungsschläuchen, evtl. Bakterienfilter. Bei Bedarf O_2-Zufuhr mit eigenem Adapter.

Achtung: Adapter bei Systemwechsel nicht verwerfen, sonst gibt es keine Anschlussmöglichkeit mehr für die Sauerstoffzufuhr.

7. **Hygiene**

Wechselintervalle (Staub/Feinstaubfilter, Schlauchsystem, HME- und Bakterienfilter) nach Herstellerangaben (nur diese sind relevant). Reinigung und Aufbereitung von Geräten nach Hygienestandard [→Kap. 6 und Herstellerangaben].

8. **Hinweise zum korrekten Umgang mit Sauerstoff-Zufuhr**
   - Die O_2-Zufuhr darf am Beatmungsgerät grundsätzlich **nur ohne (!) Befeuchtung** erfolgen.
   - Wenn das Beatmungsgerät ausgeschaltet wird, muss die O_2-Zufuhr abgestellt werden, es besteht Explosionsgefahr.
   - Wenn keine O_2-Gabe erforderlich ist, muss die O_2-Verbindung korrekt abgestellt werden, um Leckagen zu vermeiden.
   - Allgemeine und spezielle (d. h. krankheitsbildbezogene) Gefahrenhinweise im Umgang mit O_2 sind zu beachten.

9. **Sonstige wichtige Einweisungshinweise**
   - Erklärung der verschiedenen Aufkleber am Gerät
   - Verweis auf Notfalltelefonnummern (24-Std.-Rufdienst)
   - Vorgehen bei Gerätedefekten und Fehlfunktionen
   - (Patientenbezogene) Erklärung des eingestellten Beatmungsmodus und der dazugehörigen Einstellungsparameter

10. **Durchführen praktischer Übungen**
    - Geräte ein- und ausschalten
    - Tastensperre ein/aus
    - Verändern von Parametern (Beatmungsmodus, Einstellungen)
    - Schlauchsystemwechsel
    - Alarme – Fehlersuche und mögliche Fehlerquellen

11. **Dokumentation der Einweisung** durch die autorisierte einweisende Person (Gerätebeauftragte) in
    - die Nachweisliste für Geräteeinweisungen,
    - die Gerätepässe der Mitarbeiterinnen und
    - ggf. in eine Checkliste, z. B. „Einweisung von Beatmungsgeräten“.

8.3 Pflegerische Techniken

In der außerklinischen Beatmungspflege müssen grundsätzlich alle grundpflegerischen Maßnahmen beherrscht werden. Ähnliches gilt für die gängigen Maßnahmen der Behandlungspflege. Spezifische Befähigungen, wie sie in der invasiven Beatmungspflege unerlässlich sind, werden im Folgenden aufgeführt.

8.3.1 Überwachungsschwerpunkte

Patientinnen, die maschinell beatmet werden müssen, stehen in hoher Abhängigkeit von der Maschine sowie von der dadurch bedingten beeinträchtigten Lebensführung. In der außerklinischen Beatmungspflege gibt es in der Regel kein aufwendiges Monitoring (Ausnahme bei Kindern [→Kap. 5.4.1]), doch bestimmte Parameter sind regelhaft zu kontrollieren bzw. zu überwachen:

- Sauerstoffsättigung, in der Regel über Pulsoxymetrie, aber auch klinisches Bild (Lippenzyanose, Unruhe, Hyperventilation)
- Herzfrequenz (ebenfalls Pulsoxymeter) und Blutdruck
- Allgemeinzustand
- Bewusstseinszustand
- Körpertemperatur
- Flüssigkeitsbilanz, wenn eine Herz- oder Niereninsuffizienz bekannt ist oder die Patientin zu wenig trinkt bzw. ausscheidet
- evtl. Kapnometrie (Messung der CO_2-Messung), z. B. bei COPD-Patienten. Der Kapnometer ist allerdings relativ teuer.

Bei der nichtinvasiven Beatmung sollte immer darauf geachtet werden, dass es keine Leckagen gibt. Beginnende Druckulcera oder sonstige Beschwerden bei Maskenbeatmung sind frühzeitig zu beheben [→Kap. 5.1.3].

8.3.2 Endotracheales Absaugen

Ziele

- Befreiung der Atemwege von Sekret

Indikationen für endotracheales Absaugen

- bei Hinweis auf Sekret in den Atemwegen (hörbares Rasseln, Verschlechterung der Sauerstoffsättigung, Ansteigen des Beatmungsdruckes
- nach Maßnahmen der Sekretolyse und Sekretmobilisation [→Kap. 8.3.6]
- bevor der Cuff entblockt wird (z. B. bei Lageveränderung der TK oder vor dem TK-Wechsel)
- bei Verdacht auf Aspiration und Undichtigkeit des Cuff

Prinzipien

- Das Absaugen erfolgt so oft wie nötig – und **so selten wie möglich**! Ein regelmäßiges Absaugen nach festem Schema wird nicht empfohlen, da es zu keiner Optimierung führt, gleichzeitig aber den Patienten über Gebühr belastet.
- Das Sekret sollte – sofern möglich – vorher durch Sekretmobilisation und Lagerungsdrainage möglichst weit nach oben transportiert werden.
- Die Einführtiefe des Katheters richtet sich nach der Lokalisation des Sekretstaus, allerdings nicht tiefer als Kanülenlänge – keinesfalls versuchen, bis zur trachealen Bifurkation vorzustoßen.
- Sauber und vorsichtig, aber zügig arbeiten.
- Nicht gegen endotrachealen Widerstand Katheter einführen.
- Während des Absaugvorgangs grundsätzlich den Patienten im Blick behalten, ob er Atemnot etc. bekommt.
- Der Absaugvorgang selbst sollte nicht länger als 10–20 Sekunden dauern.

Materialien

- Vorher getestetes Absauggerät mit Sekretbehälter und Sogregulation. Der Sog muss sich bis –0,6 bar aufbauen lassen.
- Verbindungsschlauch mit Fingertipp
- Kurze sterile Absaugkatheter (in der Regel Standard-Einmalkatheter Ch. 14 bei Erwachsenen, bei Kindern entsprechend angepasst an die jeweilige Tubusgröße), [→Kap. 5.7.3]
- Im Einzelfall kann es für eine Keimbestimmung erforderlich sein, ein spezielles geschlossenes Sekretbehältnis für das Labor bereitzulegen (nur nach ärztlicher Anordnung).
- Behälter für Spüllösung
- Abwurf
- Bei hochinfektiösem Trachealsekret (MRSA, Tbc) kann im Ausnahmefall auch ein geschlossenes System angeordnet werden – sehr selten im außerklinischen Bereich.

Vorbereitung

- Patienten über den geplanten Absaugvorgang unterrichten
- evtl. leichtes Hochlagern des Oberkörpers (ist unter Umständen angenehmer für die Patientin)
- hygienische Händedesinfektion
- Absaugkatheter mit Fingertipp verbinden, Katheter dabei in der Schutzhülle belassen
- sterile Handschuhe anziehen
- Alarm am Beatmungsgerät – soweit möglich – unterdrücken

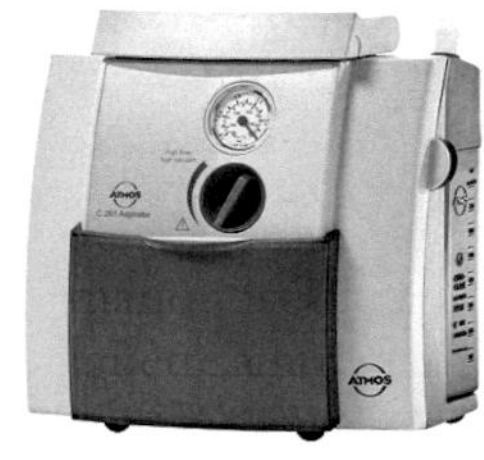

Absauggerät

Durchführung

- Mit der Hand, die nicht den Absaugkatheter führt, Beatmungsschlauch (künstliche Nase, Sprechaufsatz) von der TK trennen und auf keimarme Unterlage legen. Darauf achten, die Öffnung des Beatmungsschlauches so zu platzieren, dass Kondenswasser oder Sekrettröpfchen weder Patienten noch Pflegende noch die Umgebung kontaminieren.
- Mit der anderen Hand den Absaugkatheter aus der Hülle nehmen und **ohne Sog** einführen bis Sekret oder Kanülenende erreicht ist. Anschließend Katheter mit **intermittierendem Sog** (d.h. der Sog wird regelmäßig durch kurze Freigabe der Öffnung am Fingertipp unterbrochen) langsam aus TK zurückziehen.

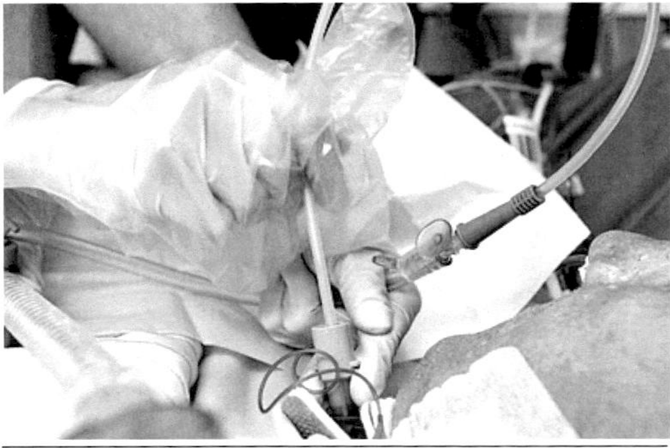

Einführen des Katheters (ohne Sog)

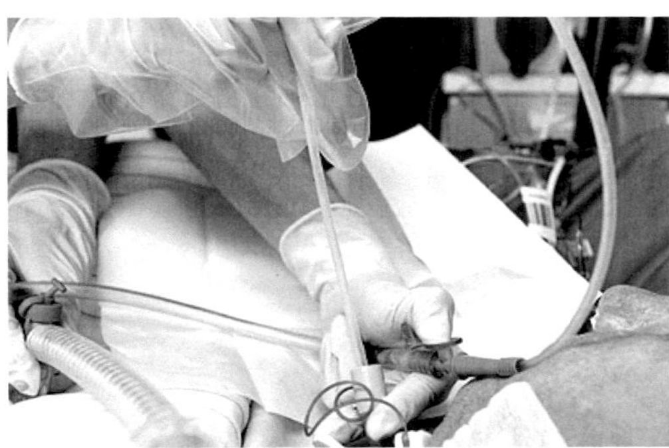

Zurückziehen des Katheters unter Sog

- Für die – in der außerklinischen Beatmung selten vorzufindenden – **atraumatischen** Katheter [→Kap. 5.7.3] gilt, dass sie unter Dauersog eingeführt und auch zurückgezogen werden.
- Beatmungsschlauch (künstliche Nase, Sprechaufsatz) wieder an TK anschließen

Entsorgung und Nachbereitung

- den benutzen Absaugkatheter um die behandschuhte Hand wickeln, Handschuh darüber stülpen und in Abwurf entsorgen
- Verbindungsschlauch und Fingertipp mit Leitungswasser spülen (u. U. können in das Spülwasser Zahnprothesen-Reinigungs-Tabletten gegeben werden, damit lagert sich weniger Sekret an den Verbindungsschläuchen an)
- hygienische Händedesinfektion
- Alarmunterdrückung am Beatmungsgerät beenden
- Patienten ansprechen und Befinden erfragen
- Dokumentation

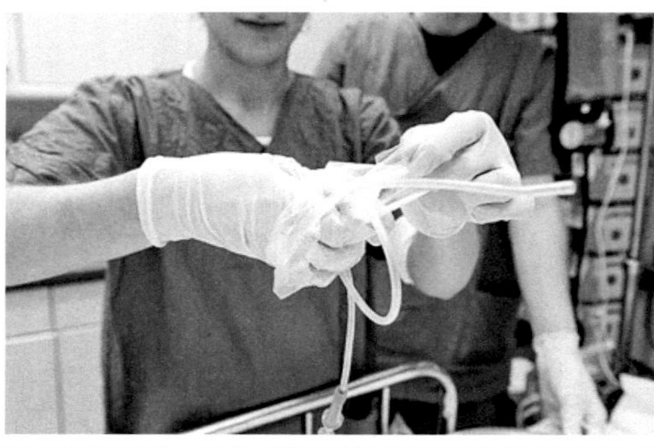

Benutzten Katheter entsorgen

8.3.3 Pflege des Tracheostoma

Ziele

Sauber- und Trockenhalten des Tracheostomas, um

- Infektionen zu vermeiden,
- Wundheilungsstörungen zu erkennen und
- Hautmazerationen vorzubeugen.

Materialien

- Verbandsmaterial (sterile Kompressen, Trachealkompressen)
- Trachealkanülen-Halteband
- Schleimhaut-Desinfektionsmittel
- Tracheostoma Gleitgel
- Einmalhandschuhe
- Bereitstellung des kontrollierten Notfallsets [→Kap. 5.7.7] mit Ersatzkanüle
- Absaugkatheter
- saubere Innenkanüle „Seele“
- Taschenlampe
- Abwurf
- Cuffdruckmesser

Vorbereitung

- Patientin über anstehende Maßnahme informieren
- hygienische Händedesinfektion
- Vorbereiten und Anrichten der Materialien auf keimarmer Arbeitsfläche
- durchführungsgerechte Lagerung des Patienten (Oberkörper erhöht, Hals frei, Nacken leicht (!) überstreckt)
- endotracheal absaugen und Wechsel der Innenkanüle

Durchführung

- hygienische Händedesinfektion
- Handschuhe anziehen
- Trachealkanülen-Halteband lösen
- Trachealkompresse entfernen
- Reinigung des Stomabereichs von innen nach außen mit in Wasser getränkten Kompressen, sofern das Stoma reizlos ist
- Bei gerötetem oder infiziertem Stoma erfolgt die Reinigung mit Schleimhaut-Desinfektionsmittel getränkten Kompressen.
- Inspektion des Tracheostomas evtl. mit Taschenlampe (während der Desinfektionsmittel-Einwirkdauer)
- Abtupfen des Stomabereichs mit steriler Kompresse
- bei stark entzündetem Stoma Spezialsalbe nach ärztlicher Vorgabe
- Anlegen der neuen Trachealkompresse
- Anbringen des neuen Haltebandes (unter Spannung sollte noch ein Finger zwischen das Halteband und den Hals des Patienten passen
- Cuffdruckkontrolle

Während des gesamten Vorgangs sollte die Trachealkanüle mit einer Hand festgehalten werden, um erstens eine ungewollte Dekanülierung zu vermeiden und zweitens Lagemanipulationen an der Trachealkanülen auf ein Minimum zu beschränken, da diese für die Patientin sehr unangenehm sind und zu starkem Hustenreiz führen können.

Nachbereitung

- Entsorgung der gebrauchten Utensilien in den Abwurf
- hygienische Händedesinfektion
- Patientin wieder bequem und adäquat lagern
- Dokumentation

8.3.4 Wechsel der Trachealkanüle

Ziel

- Aufrechterhaltung frei durchgängiger Atemwege

Grundsätze

- Die Durchführung des Trachealkanülenwechsels ist eine ärztliche Tätigkeit. Der Arzt kann diese Verrichtung an Pflegende delegieren, wenn diese über Wissen, Kenntnisse und Erfahrung zum Trachealkanülenwechsel verfügen.
- Die ärztliche Delegation muss einzeln und schriftlich für jede Pflegende erfolgen. Die entsprechende Dokumentation erfolgt in einer Matrix, in der diejenigen Pflegekräfte benannt sind, denen der Arzt schriftlich mit seiner Unterschrift die Befähigung zu dieser Maßnahme bestätigt hat.
- Erst danach darf bei **mutmaßlich komplikationslosem Verlauf** ein geplanter Trachealkanülenwechsel selbstständig von der delegierten Pflegefachkraft durchgeführt werden.
- Ein geplanter Wechsel sollte immer durch zwei Personen erfolgen.
- Generell müssen alle Pflegefachkräfte in der Lage sein, im Notfall einen TK-Wechsel alleine ordnungsgemäß durchzuführen.
- Der TK-Wechsel soll nach Herstellerangaben etwa alle drei bis vier Wochen erfolgen.

Material

- Trachealkanüle in der für den Patienten vorgegebenen Größe
- 20 ml Einmalspritze zum Blocken des Cuffs
- Spreizer
- Notfallset [→Kap. 5.7.7]
- Abwurfbehälter
- Material zur endotrachealen Absaugung
- Cuffdruckmesser
- Verbandsmaterial zur Pflege des Tracheostoma [→Kap. 8.3.3]

Vorbereitung der Patientin

- drei Stunden vor dem TK-Wechsel jegliche Nahrungs- und Flüssigkeitszufuhr stoppen
- die Patientin über die anstehende Maßnahme informieren
- durchführungsgerechte Lagerung soweit möglich, abhängig vom Krankheitsbild und dem subjektiven Empfinden der Patientin (Oberkörper hoch, Hals frei, Nacken leicht überstrecken)
- ggf. Patientin an Pulsoxymeter anschließen
- bei sauerstoffpflichtigen Patienten Präoxigenisierung (5 Minuten lang die O_2-Zufuhr auf 3–4 Liter erhöhen

Vorbereitung der neuen Trachealkanüle

- hygienische Händedesinfektion
- vorsichtig die Packung mit der neuen Kanüle öffnen und Cuff-Kontrollballon an die Abdeckung legen, ohne die Kanüle selbst zu berühren
- Dichtigkeit des Cuff überprüfen (mit Spritze Cuff aufblocken und ca. 5 Minuten zur Druckkontrolle belassen, anschließend wieder entblocken)
- Einführungshilfe (Obdurator) in Kanüle belassen
- Tracheostoma Gleitgel auf Kanüle träufeln

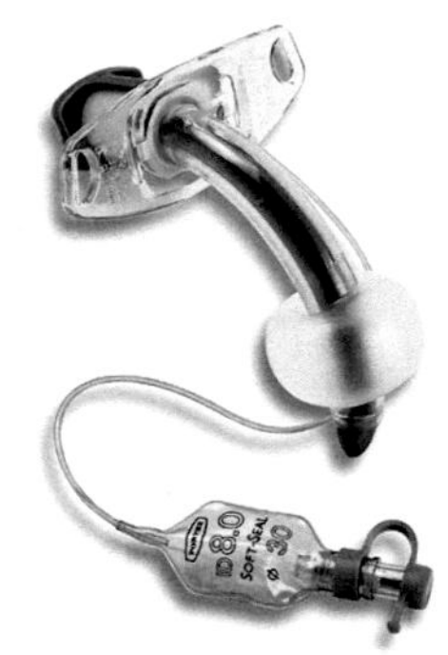

Blueline ohne Fenster mit Obdurator

Durchführung

- endotracheal absaugen [→Kap. 8.3.2], anschließend etwas warten zur Erholung und erneute Oxygenierung
- hygienische Händedesinfektion
- Handschuhe anziehen
- Halteband lösen, gebrauchte Trachealkompresse entfernen
- Stomabereich reinigen, desinfizieren und inspizieren [→Kap. 8.3.3]
- neuen Absaugkatheter bereitlegen
- Beatmungsgerät diskonnektieren, Alarm unterdrücken
- liegende Trachealkanüle mit Spritze komplett entblocken und unter Absaugbedingungen herausziehen
- evtl. Sekretrückstände am Tracheostoma mit sterilem Tupfer entfernen
- neue TK vorsichtig an den seitlichen Befestigungsteilen nehmen und sie seitlich gedreht (bei 3 Uhr) einführen und mit behutsamer Drehung nach unten (bis 6 Uhr) führen
- liegende Kanüle sofort mit ca. 5 ml Luft (bei Erwachsenen) blocken
- Obdurator aus Kanüle ziehen, ggf. Innenkanüle einsetzen
- Beatmung wieder anschließen, Alarm reaktivieren
- Tracheostomapflege wie oben [→Kap. 8.3.3]
- Cuffdruck kontrollieren bzw. regulieren
- beide Lungenflügel mit Stethoskop auskultieren

Nachbereitung

- Entsorgung der gebrauchten Materialien in Abwurf
- hygienische Händedesinfektion
- evtl. – bei Wiederverwendung der Trachealkanüle – Reinigung nach Herstellerangaben und Hygienerichtlinien, ansonsten Entsorgung
- Patientin bequem und adäquat lagern
- bei enteraler Ernährung Nahrungszufuhr wieder starten
- Sauerstoffzufuhr auf Normal reduzieren

8.3.5 Atemtherapie und Hustenunterstützung

Ob und wie weit atemtherapeutische Maßnahmen tatsächlich hilfreich sind, hängt vom Krankheitsbild selbst sowie vom jeweiligen Krankheitsstadium ab.

Bei den obstruktiven Ventilationsstörungen [→Kap. 4.2.1] trainiert regelmäßige Atemgymnastik die Atemmuskulatur, vergrößert das Lungenvolumen und hilft die Exspiration zu verbessern (wichtig z. B. bei Asthma). Lippenbremse, mit Strohhalm im Wasserglas blubbern oder Mobile wegpusten wirken gerade bei Kindern sehr positiv.

Viele neuromuskuläre Erkrankungen führen ganz allmählich zur Schwächung der Atempumpe bzw. zum Abbau der Atemmuskulatur. Durch den Einsatz individueller Formen der Hustenunterstützung – und damit auch der Sekretlösung – kann im Einzelfall

- der Zeitpunkt der Beatmung verzögert,
- eine erfolgreiche NIV ermöglicht,
- Re-Hospitalisierungen reduziert und
- das Überleben verlängert werden.

Manuell assistierter Husten – Airstacking

Airstacking (Luftstapeln) ist ein inspiratorisches Blähmanöver mithilfe des Beatmungsbeutels. Dazu werden mit dem Beatmungsbeutel über ein Mundstück oder eine Atemmaske mehrere Atemhübe hintereinander appliziert, ohne dass der Patient ausatmet. Die Luft wird in der Lunge „gestapelt". Dieses Manöver kann durch eine zweite Person unterstützt werden, die zu Beginn der Exspiration mit der flachen Hand Druck auf den Oberbauch ausübt – der Hustenstoß wird durch das kopfwärts verschobene Zwerchfell verstärkt.

Airstacking wird bei eingeschränkter Einatemkapazität angewandt, um einen effektiven Hustenstoß zu ermöglichen. Die Methode ist sehr anspruchsvoll in der Anwendung und darf nur von geschulten Personen (→Atmungstherapeuten, Physiotherapeuten) durchgeführt werden.

Maschinell assistierte Hustenunterstützung

(mechanical insufflator/exsufflator)

Geräte zur manuellen oder mechanischen Hustenunterstützung, unterstützen die Patienten bei der aktiven Dehnung der Lunge. Durch die Dehnung lässt sich das Bronchialsekret lösen und nach oben transportieren.

Gleichzeitig hat die Therapeutin die Hände frei und kann die Exspiration aktiv unterstützen. Angewandt wird die maschinelle Hustenunterstützung vor allem bei neuromuskulären Erkrankungen mit durchaus guten und auch nachgewiesenen Erfolgen.

Kontraindiziert ist die mechanische Hustenunterstützung bei COPD, Pneumothorax in der Anamnese, instabilem Pharynx und ausgeprägter bulbärer Symptomatik bei ALS.

Wie bei allen Medizinprodukten bedarf es auch bei diesen Geräten einer genauen Einweisung und sorgfältigen Schulung, um Folgeschäden wie Überblähungen, Pneumothorax etc. zu vermeiden.

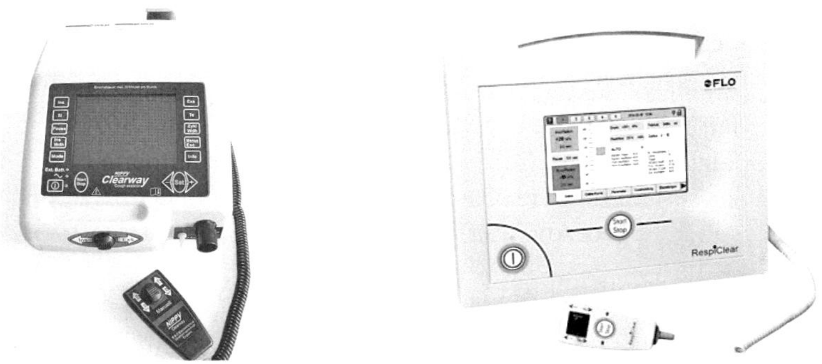

Geräte zur Hustenunterstützung

8.3.6 Maßnahmen zur Sekretolyse

Neben den oben bereits angeführten Maßnahmen der Hustenunterstützung können – je nach Krankheitsbild, Bewusstseinslage der Patientin – weitere Maßnahmen unterstützend wirken oder als subjektiv wohltuend erlebt werden.

Flutter

Ein Flutter wird z. B. bei der Behandlung von Mukoviszidose, aber auch von COPD-Patienten angewendet, solange die Patienten (auch) spontan atmen können.

Die beim Ausatmen gegen die Kugel entstehenden Druckschwankungen versetzen die Atemluft in Schwingungen. Diese Vibration im Bronchialsystem (endobronchiale Perkussion) führt dazu, dass sich der zähe Schleim lockert und leichter abgehustet werden kann.

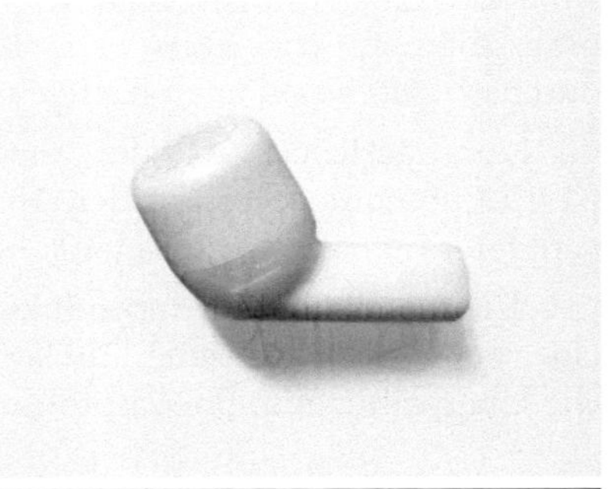

Flutter

Endotracheale Inhalation

Die Wirkung von endotrachealen Inhalationen (in der Regel mit physiologischer oder hyperosmolarer Kochsalzlösung) ist umstritten. Bei aktiver Befeuchtung [→Kap. 5.6.2] bietet sie keine Vorteile.

Wird sie (bei passiver Befeuchtung) durchgeführt, entfaltet sich die Wirkung nur bei regelmäßiger Inhalation (3–4 mal/Tag).

Bei Inhalationen unter Beatmung muss darauf geachtet werden, dass nur zugelassene Geräte [→Kap. 5.6.2] zum Einsatz kommen.

Drainagelagerung
Bei beatmungspflichtigen Patientinnen konnte keine signifikante Wirkung der sogenannten Drainagelagerung nachgewiesen werden. Allerdings erhöhen manche der Lagerungen nachweislich das individuelle Wohlbefinden.

Dränage des rechten Lungenflügels

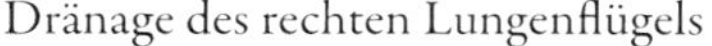

Dränage des linken Lungenflügels

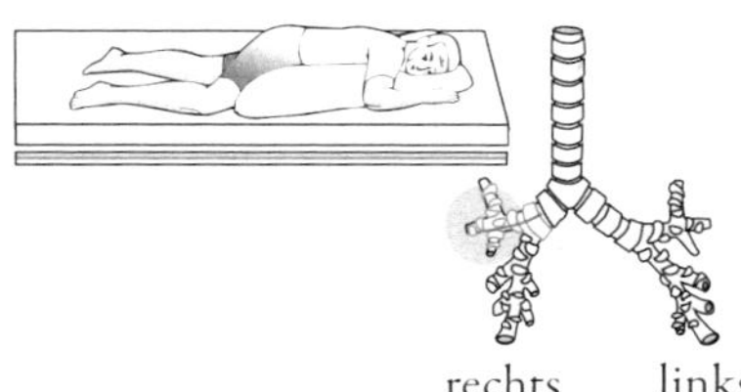

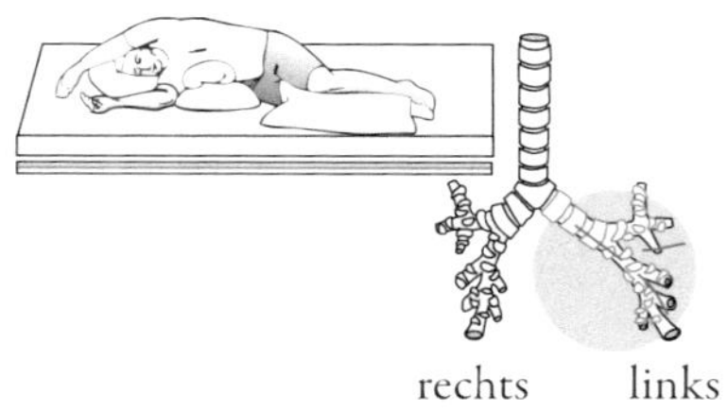

Lagerungsschema zur Ableitung von Atemsekret

Sonstige
Die Wirkung von Vibrationswesten oder -massagen ist nicht nachgewiesen. Brustwickel oder heiße Rollen wirken hyperämisierend, eine schleimlösende Wirkung ist nicht bewiesen, sie werden aber subjektiv angenehm erlebt.

Meiner Lunge nutzt es zwar nicht so viel, aber es fühlt sich trotzdem toll an!

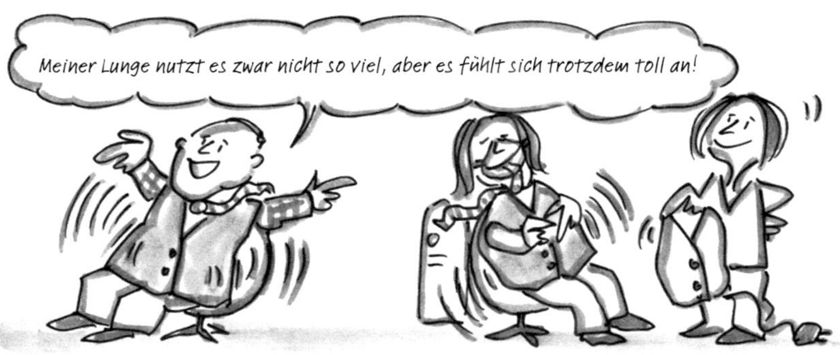

8.3.7 Mobilisation von Beatmungspatienten

Beatmungspatientinnen können und sollen selbstverständlich soweit wie möglich (und gewünscht) mobilisiert werden. Die Vorgehensweise beim Mobilisieren unterscheidet sich grundsätzlich nicht von Patienten ohne Beatmung, sie ist nur komplexer, weil

- bei dauerhaft beatmeten Patienten die Beatmung auch nicht vorübergehend diskonnektiert werden darf,
- gerade bei neuromuskulären Erkrankungen eine eigenständige Mithilfe von Patientenseite stark eingeschränkt bis unmöglich ist, weil sie vielfach schlaff oder spastisch gelähmt sind,
- die Pflegenden beim Patienten zu Hause die Mobilisierung alleine durchführen müssen und keine zweite Person in Reichweite ist und
- weil häufig neben der Beatmung noch weitere Drainagen und Katheter zu berücksichtigen sind.

Generell sollten Pflegende rückenschonende Mobilisations- und Transfertechniken beherrschen. Fortbildungen des Pflegedienstes zu kinästhetischem Lagern und Mobilisieren sind hilfreich.

In allen Fällen, in denen die Patienten selbst nicht mehr mithelfen können, sollte obligatorisch ein vom TÜV zugelassener Patientenlifter vor Ort sein. Entsprechend dem Medizinproduktegesetz (MPG) hat auch hier eine entsprechende Geräteeinweisung zu erfolgen, bevor der Lifter benutzt werden darf. In vielen anderen Fällen leisten auch Rutschbrett und Drehscheibe gute Dienste.

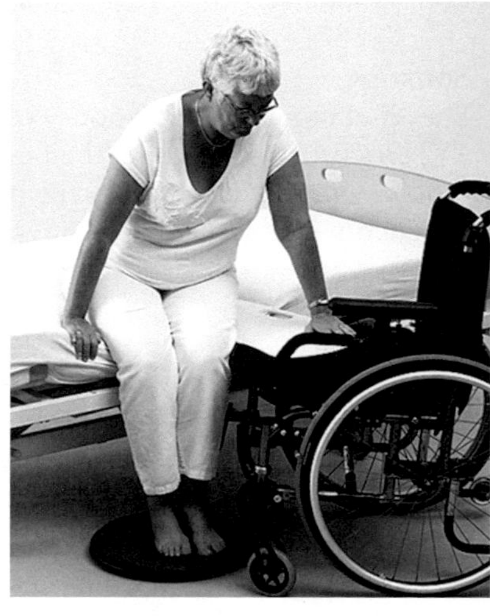

Mobilisation mit Rutschbrett und Drehscheibe

8.3.8 Hilfestellung bei besonderen Problemen

Viele der beatmungspflichtigen Patienten leiden zusätzlich unter Schlafstörungen, Schmerzen, Obstipation, auch einem Gefühl von Verlassenheit und sind psychisch sehr belastet [→Kap. 2].

Eine Möglichkeit besteht in der Gabe von Medikamenten, was bei Schmerzen unabdingbar ist. Andererseits reagieren die meisten Beatmungspatienten vor allem auf Zuwendung.

Im Rahmen der 24-Stunden-Betreuung besteht immer zwischendurch die Möglichkeit, sich zu der betreffenden Person zu setzen und sich mit ihr – verbal oder nonverbal – zu unterhalten. Vorlesen, Spiele, Spaziergänge bzw. Ausflüge im Rollstuhl gehören zur Begleitung. Manchmal hilft es auch, sich einfach nur zur Patientin zu setzen und in Kontaktatmung zu gehen, um eine Entspannung zu erreichen.

Eine angemessene psychosoziale Begleitung [→Kap. 8.1] gehört neben den Pflegeverrichtungen und hauswirtschaftlichen Tätigkeiten zu den Aufgaben in der außerklinischen Beatmungspflege. Das gilt in besonders hohem Maße für die Pflege von Kindern.

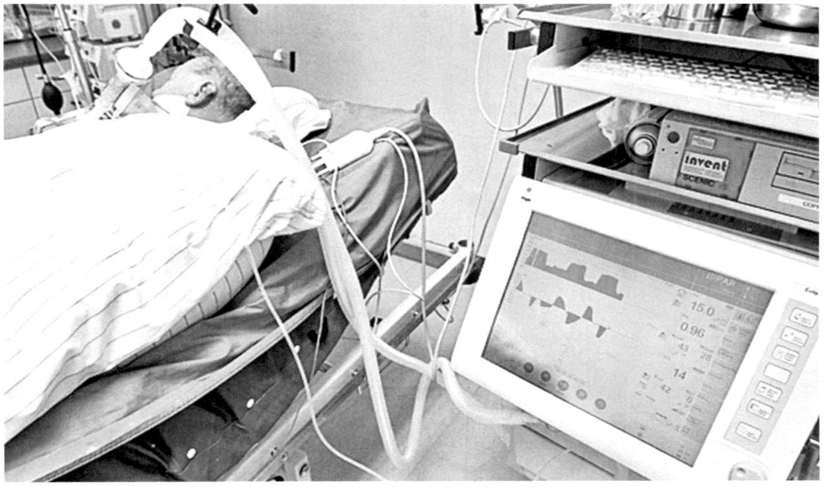

Tracheotomierter und beatmeter Patient mit NME im Krankenhaus

9 Notfallmanagement

Tracheotomierte oder beatmete Personen sind meist schwerstpflegebedürftige, weitgehend hilflose Menschen. Bei dieser Klientel können jederzeit potenziell lebensbedrohliche Situationen auftreten. Das erfordert aus Gründen der Patienten- wie der Personalsicherheit die Festlegung standardisierter Vorgehensweisen.

Zu den zwingenden Organisationsaufgaben eines Pflegedienstes für außerklinische Beatmungspflege zählt ein Notfallmanagement, das folgende Bereiche umfasst:

1. Allgemeine Grundsätze und Empfehlungen
2. Medizinische Notfälle
3. Nichtmedizinische Notfälle
4. Verhalten im Notfall
5. Aufarbeiten von abgelaufenen Notfällen

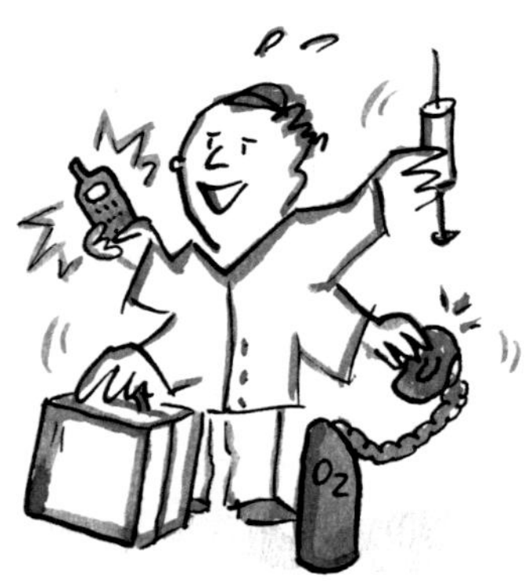

9.1 Allgemeine Grundsätze und Empfehlungen

- Der Patientenwille (evtl. Patientenverfügung) sollte bereits bei der Aufnahme möglichst eindeutig geklärt werden und allen Mitarbeiterinnen bekannt sein.
- Die individuelle (Krankheits-)Situation des Patienten muss allen Mitarbeiterinnen bekannt sein, ärztliche Anordnungen werden regelmäßig überprüft.
- Alle Mitarbeiterinnen müssen in der Lage sein, akute und subakute Notfälle zu erkennen und darauf zu reagieren.
- Es gibt klare Handlungsanweisungen für die Mitarbeiter – allgemeine Notfallstandards sowie individuell auf die Patientensituation ausgerichtete Notfallpläne.
- Notfallutensilien (Reanimationsbrett, Notfallset etc.) und individuelle Bedarfsmedikation (Verordnung sicherstellen!) müssen vor Ort und jederzeit greifbar sein.
- Die behandelnden Ärzte hinterlegen und aktualisieren Umfang (tagsüber, nachts, Wochenende, Urlaub etc.) und Möglichkeiten (Telefon, Handy) ihrer Erreichbarkeit.
- Alle Mitarbeiterinnen müssen einmal jährlich an einem notfallmedizinischen Training für die außerklinische Beatmungspflege teilnehmen.
- Die Fluchtwege in den Einrichtungen müssen gekennzeichnet und – auch bei der Pflege zu Hause – allen bekannt sein.
- Eine Liste mit allen notwenigen Telefonnummern (Rufbereitschaft, Hausärztin, Notarzt, Rettungsdienst etc.) ist an prominenter Stelle ausgelegt und sofort einsehbar.
- Bereits bei der Planungsphase einer Wohngruppe ist der Brandschutz bzw. Feuerwehr mit einzubeziehen, um alle erforderlichen Brandschutzmaßnahmen vorweg zu installieren (Feuerlöscher, Rauchmelder, Fluchtwege).
- Insbesondere Wohngruppen und stationäre Einrichtungen informieren Rettungsleitstellen, Feuerwehr und Polizei bereits beim Einzug über die Anzahl möglicherweise betroffener Personen sowie über die Rettungszufahrtswege.

9.2 Medizinische Notfälle

Medizinische Notfälle in der außerklinischen Beatmungspflege lassen sich in akute und subakute Notfälle einteilen.

9.2.1 Akute Notfälle

- Zwischenfall mit der Trachealkanüle (z. B. Verlegung der TK, Dekanülierung, Dislokation)
- Beatmungszwischenfall (z. B. Störungen an oder Ausfall der Maschine, akute Beatmungsintoleranz des Patienten)
- Krampfanfall
- Aspiration (Nahrung, Erbrochenes)
- akute drastische Verschlechterung des Gesamtzustandes (z. B. Herzinfarkt, Lungenembolie)
- Herz-Kreislaufstillstand

Generell müssen für diese möglichen Ereignisse allgemeine Notfallstandards erstellt werden und allen bekannt sein. Allerdings kann die Situation bei den Patienten sehr unterschiedlich sein (z. B. Reanimation gewollt oder nicht, Anfallleiden bekannt oder nicht), daher sind die allgemeinen Notfallpläne jeweils an die individuelle Patientensituation anzupassen – und mit allen Mitarbeitenden zu kommunizieren.

9.2.2 Subakute Notfälle

Dazu zählen alle akuten Verschlechterungen von bereits bestehenden Erkrankungen, die unbehandelt zu gravierenden Schäden führen, z. B. Diabetes – Hypo-/Hyperglykämie; COPD – Exazerbation; Schmerzsymptomatik – akute Schmerzattacken.

Subakute medizinische Notfälle sind bis zu einem gewissen Grad kalkulierbar, weil das Krankheitsbild bekannt ist. Die wichtigsten Maßnahmen sind klare Absprachen mit dem behandelnden Arzt über die jeweilige Vorgehensweise sowie die Verordnung und Bereitstellung entsprechender Bedarfsmedikation [→Kap. 10.5.2].

9.3 Nichtmedizinische Notfälle

Grundsätzlich müssen alle Mitarbeitenden (Pflegefachpersonen, aber auch Hilfskräfte und ehrenamtliche Betreuungspersonen nach § 87 b SGB 11) die Verhaltensregeln in nichtmedizinischen Notfällen kennen. Dazu gehört die Kenntnis der

- örtlichen Gegebenheiten,
- genaue Adresse der Patientin bzw. der WG,
- Fluchtwege,
- Notrufnummern etc.

Regelmäßige Sicherheitsunterweisungen sind verpflichtend.

9.3.1 Stromausfall

- Funktionstüchtige Taschenlampe muss vorhanden sein.
- Prüfung der Sicherung (Sicherungskasten muss bekannt sein.)

Bei länger dauerndem Stromausfall (allgemeine Stromversorgung)

- Bereitstellen der jederzeit aufgeladenen externen Batterie
- Umstellen von Sauerstoffkonzentrator auf Sauerstoffflasche
- mobiler Absauger
- Wechseldruckmatratzen kurzschließen, um schnellen Druckabbau zu verhindern.

Prävention in Wohngruppen

- Notfallbeleuchtung installieren lassen
- evtl. Installation eines sekundären Stromkreises
- evtl. unabhängige Stromversorgung
- Meldung an Stadtwerke (hinterlegen lassen)

9.3.2 Wasserschaden

- Kenntnis der Räumlichkeiten
- Lage des Wasserhaupthahns – evtl. sofort abdrehen
- Vorgehen nach Notfallstandard

9.3.3 Brandschutz

In den Wohngruppen und Heimen muss

- ein Brandschutz mit Evakuierungskonzept vorliegen,
- der Fluchtweg allen Mitarbeitern bekannt sein und
- der Umgang mit (funktionstüchtigen) Feuerlöschern, Rettungsdecken (Tragetücher) sowie Löschdecken geschult werden.

Nach Verständigung der Feuerwehr wird

- bei kleinem Brandherd mit Löscharbeiten (Feuerlöscher, Löschdecken),
- bei größerem Brand sofort mit Evakuierungsmaßnahmen der Patientinnen begonnen und
- bei Großbrand oder starker Rauchentwicklung die eigene Person in Sicherheit gebracht (Selbstschutz geht vor Patientenschutz).

Nix wie raus hier!
Ich rufe die Feuerwehr!!!
112
Notausgang

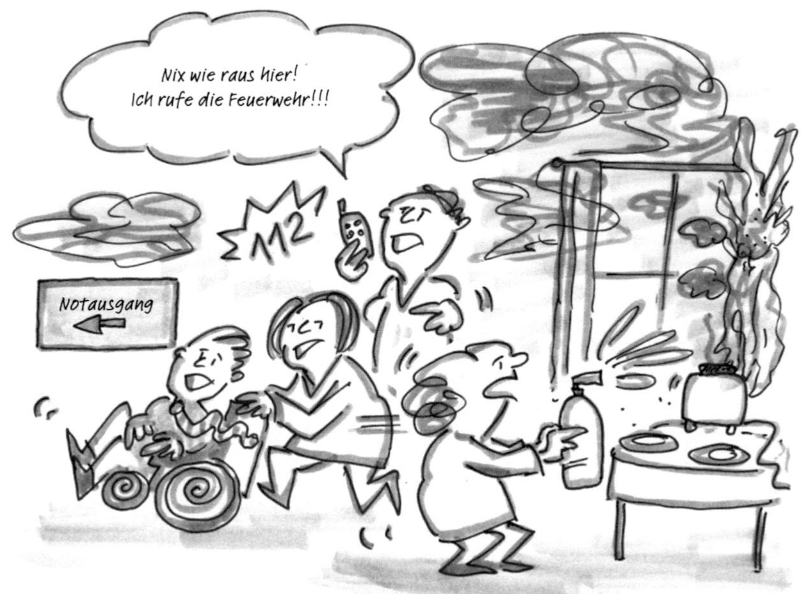

9.3.4 Verhalten im Notfall

Die oberste Priorität gilt der Aufrechterhaltung der Vitalfunktionen des Patienten:

- Notruf absetzen (Rettungsleitstelle, Notarzt, Feuerwehr)
- Notfallutensilien holen
- Maßnahmen je nach bestehender Notfallsituation
- bei Herz-Kreislaufstillstand Reanimation (in Abhängigkeit von eindeutig geregeltem Patientenwillen) einleiten

9.3.5 Nachgelagerte Aufarbeitung von Notfällen

- detaillierte Dokumentation jedes Notfalls in der Patientenakte
- individuelle Situations- und Verhaltensanalyse
- ggf. Überarbeitung vorhandener bzw.
- Erstellung fehlender Notfallstandards

Notfall-(Fehler-)Protokoll mit evtl. erforderlichen Korrekturmaßnahmen

1. Eingetretener Notfall (wann ist wo was passiert?)
2. Wer war zum Zeitpunkt des Notfalls vor Ort?
3. Was ist genau passiert – detaillierte Beschreibung
4. Wurden Sofortmaßnahmen ergriffen?
5. Welche weiteren Maßnahmen wurden vom wem ergriffen?
5. Wurden Patienten/Mitarbeiterinnen verletzt?
6. Wurden Arzt/Rettungsdienst/Feuerwehr etc. verständigt?
6. Was könnte zu dem Zwischenfall geführt haben (Ursache)?
7. Analyse der Ursache – sofern sie ausfindig zu machen ist
8. Welche Veränderungs- und Korrekturmaßnahmen könnten hilfreich sein?
9. Welche Korrekturmaßnahmen werden von wem durchgeführt?
10. Wer hat wann das Protokoll erstellt?

10 Interdisziplinäre Versorgung

Bereits im Überleitmanagement [→Kap. 8.2.3] wurde deutlich, dass für eine wirklich gute Versorgung beatmungspflichtiger Menschen viele Institutionen und Einzelakteure zusammenarbeiten müssen. Das erfordert ein hohes Maß an Kommunikation und Kooperation zwischen den verschiedenen Beteiligten, um Schnittstellenproblematiken so weit wie möglich bereits von vornherein zu reduzieren.

10.1 Kooperierende Berufsgruppen und Netzwerke

Während das primäre Überleitmanagement von der Klinik aus in die Wege geleitet wird, muss der Intensivpflegedienst, der die Patientenaufnahme übernimmt, ebenfalls im Voraus mit den verschiedenen Akteuren planen. Beispielhaft wird das an einer Wohngruppe [→Kap. 1.4.2] erläutert.

Grundsätzlich gilt für alle Patienten freie Wahl von Arzt, Pflegedienst und Therapeuten. Allerdings werden Wohngruppen für außerklinische Beatmungspflege in der Regel von einem Intensivpflegedienst eingerichtet. Patientinnen, die hier um Aufnahme bitten, erklären sich meistens zugleich mit diesem Pflegedienst einverstanden. Eine Kooperation unterschiedlicher Pflegedienste in diesem Rahmen wäre organisatorisch sehr aufwendig, gewünschte Synergieeffekte und Kostenreduktion würden verloren gehen. Generell ist der Pflegedienst bzw. die Leitung des Pflegedienstes zugleich zentraler Ansprechpartner und damit auch Koordinator für alle anderen Berufsgruppen.

Das gilt auch für die Zusammenarbeit mit den öffentlichen Kontrollinstanzen. Ob Medizinischer Dienst der Krankenkassen (MDK), Fachstelle für Pflege- und Behinderteneinrichtungen – Qualitätsentwicklung und Aufsicht (FQA Bayern) oder die Gesundheitsämter, die Einrichtungsleitungen sind gut beraten, wenn sie auch mit den Kontrollinstanzen möglichst vertrauensvoll kooperieren.

Zu klären sind folgende Kooperationen:

1. Die Anbindung an ein Beatmungszentrum ist grundsätzlich wünschenswert, damit die Beatmungssituation einigermaßen regelmäßig überprüft werden kann. Dies gilt besonders für Patienten, bei denen aufgrund weiterer Fortschritte doch noch ein Weaning [→Kap. 10.5.1] möglich werden könnte. Umgekehrt natürlich auch in all jenen Situationen, in denen die Beatmung aus Gründen einer Verschlechterung neu eingestellt werden muss.
2. Meistens werden die Beatmungspatientinnen von Hausärzten versorgt; nicht immer verfügen diese über ausreichende Kompetenzen im Beatmungsbereich. Wünschenswert wäre daher eine regelmäßige Visitation durch eine in der Beatmung erfahrene Ärztin (z. B. Pneumologie, Anästhesie, Intensivmedizin)
3. Aufgrund der oft vorliegenden Multimorbidität wäre zusätzlich ein Netzwerk von Ärztinnen unterschiedlichster Fachrichtungen sehr hilfreich (HNO, Zahnmedizin, Urologie, Gynäkologie, Dermatologie, Augenheilkunde, Neurologie, Psychiatrie etc.). Würden diese bei Bedarf Hausbesuche durchführen, könnten den Patienten aufwendige und belastende Krankenhaustransporte erspart werden. Bislang existieren hier zwar einzelne Bemühungen, aber noch keine flächendeckenden Initiativen.
4. Ausgebildete →Atmungstherapeuten zur diagnostischen Unterstützung sowie zur Vorbereitung und evtl. Durchführung von Weaning-Maßnahmen [→Kap. 10.5.1]
5. Die meisten der Patientinnen leiden an Erkrankungen, die zugleich den Bewegungsapparat teilweise erheblich einschränken. Schluckstörungen sind ebenfalls sehr häufig, und das Sprechen lernen mit Trachealkanüle bedarf einer kundigen Einweisung und geduldigen Übens. Daher ist die Zusammenarbeit mit Physiotherapeutinnen, Ergotherapeuten und Logopädinnen absolut unerlässlich. Hier existieren bereits vielfältige Kooperationen mit niedergelassenen Therapeutenteams.

6. Bereits bei der Aufnahme muss die materiale Grundausstattung [→Kap. 5.7] zur Versorgung eines Beatmungspatienten vor Ort sein. Auch in der Folge sind eine zuverlässige Belieferung sowie eine auch im Notfall gewährleistete Gerätesicherung unerlässlich. Entsprechend bedarf es einer intensiven Zusammenarbeit mit dem ausgewählten Hilfsmittellieferanten (Provider).
7. Bestehen besondere Pflegeprobleme, sollte es selbstverständlich sein, entsprechende Pflegeexpertinnen z.B. für Wundversorgung, Enterostomaversorgung, Ernährung etc. hinzuzuziehen.
8. Auf Wunsch – aber in der Regel selbst zu finanzieren – sind Musik- oder Kunsttherapeuten, Shiatsu, Fußreflexzonentherapeuten etc.
9. Eine Zusammenarbeit mit den bestehenden Hospizdiensten bzw. →SAPV-Teams ist ebenfalls sehr empfehlenswert. Ihre Unterstützung beim Sterbeprozess sowie der Begleitung der Angehörigen im Trauerprozess hilft auch den Pflegenden, manche Situation besser zu bewältigen.
10. Die Kostenträger sind zum größten Teil die Kranken- und Pflegekassen [→Kap. 3.1]. Weitere Anteile übernehmen entweder die Patienten selbst oder, sofern sie dazu nicht in der Lage sind, die Sozialämter bzw. der Bezirk (je nach Bundesland). Zwar wird die Sicherung der (Erst-)Finanzierung vom Krankenhaus aus geregelt, doch bedarf es der Kooperation auch später, weil sich immer wieder Änderungen ergeben können.

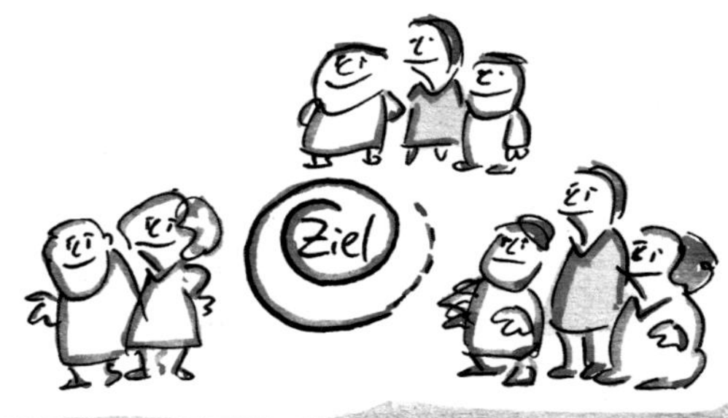

Interdisziplinäre Zusammenarbeit

10.2 Chancen interdisziplinärer Zusammenarbeit

Die Chancen einer gelingenden interdisziplinären Zusammenarbeit sind erheblich. Sie eröffnet folgende Möglichkeiten:

- Komplettversorgung der Patienten in deren Häuslichkeit
- gemeinsame Festlegung von Pflege- und Therapiezielen
- Reduktion von Krankenhaustransporten und -aufenthalten
- Der Patient fühlt sich auch zu Hause sicher und gut aufgehoben, positive Krankheitsentwicklungen sind daher wahrscheinlicher.
- Die verschiedenen Berufsgruppen können voneinander lernen und profitieren von den unterschiedlichen Kompetenzen.
- Gegenseitige Interessen und Perspektiven werden berücksichtigt.
- deutlich erhöhte Effizienz von Therapie und Pflege
- Kostenersparnisse durch Synergieeffekte

10.3 Probleme interdisziplinärer Zusammenarbeit

Die Risiken und Probleme sind nicht minder gegeben – und wirken sich entsprechend negativ auf die Patientenversorgung aus:

- Kompetenzgerangel zwischen den einzelnen Berufsgruppen
- unangemessene Kommunikationsmuster im Sinne gegenseitiger Abwertung
- fehlende Absprachen und Informationsweitergaben
- organisationsbezogene Hierarchien bzw. hierarchisches Denken
- mangelndes Vertrauen in die Fähigkeiten der jeweils anderen Berufsgruppe
- professionelle Dissonanzen – unterschiedliche Beurteilung der Patientensituation je nach Berufsgruppe
- geringe Neigung zu interprofessioneller Kooperation
- unterschiedliche Informationen an Patienten und Angehörige, ohne vorher Rücksprache untereinander zu halten
- Schuldzuweisungen bei Fehlern oder Missverständnissen
- mangelnder gegenseitiger Respekt
- negative Einstellung zur Zusammenarbeit
- mangelnder Wille zu Dialog und Konfliktmanagement

10.4 Grundlagen gelingender Kooperation

Die Frage gelingender Kommunikation und Kooperation stellt sich sowohl innerhalb einer Berufsgruppe selbst wie auch zwischen den Berufsgruppen. Sie zählt zu den schwierigsten Aufgaben im Netzwerk der Versorgung. Das liegt zum einen an historisch gewachsenen Strukturen, die nicht nur zwischen den einzelnen Berufsgruppen bestehen, sondern auch in verwaltungstechnischen Abläufen. Zum anderen gibt es persönliche (z. B. Sympathie und Antipathie) und professionelle (z. B. unterschiedliche Zielvorstellungen) Aspekte, die die gemeinsame Praxis zwar direkt beeinflussen, die aber selbst nicht kurzfristig verändert werden können. Daher hier nur einige Stichworte:

- Die Ziele, die alle gemeinsam verfolgen, sind möglichst genau und in operationalisierten Schritten festzulegen.
- Die Gesamtorganisation des Netzwerkes ist von Anfang an auf die interdisziplinäre Zusammenarbeit auszurichten.
- Die Verantwortungsbereiche müssen klar festgelegt und die Bereiche sich überschneidender Verantwortlichkeiten geklärt sein.
- Alle Berufsgruppen erfüllen in ihrem Bereich unerlässliche Aufgaben, die andere so nicht übernehmen können – insofern ist gegenseitige Wertschätzung die Grundlage professioneller Zusammenarbeit.
- Geregelte wechselseitige ausreichende Information ist die Basis jeder fruchtbaren Zusammenarbeit – dazu eignen sich regelmäßige interdisziplinäre Team- und Fallbesprechungen.
- Größere und kleinere Konflikte werden im Hinblick auf ihre Entstehung und Auswirkung offen besprochen und – soweit erforderlich – beigelegt (Konfliktmanagement).

10.5 Exemplarische Diskussion rechtlicher Grenzgebiete

10.5.1 Weaning

Als Weaning (englisch to wean: entwöhnen) wird die Phase der Entwöhnung eines beatmeten Patienten vom Beatmungsgerät bezeichnet, d.h. der Patient übt, wieder eigenständig zu atmen. Dabei steht Weaning für jegliche Form der Reduktion einer Beatmungstherapie. In der Regel findet das Weaning bereits im Rahmen der stationären Intensivmedizin statt. Die Entwöhnung ist beendet, wenn der Patient wieder dauerhaft ohne maschinelle Unterstützung selbstständig (spontan) atmen kann. Dies gilt unabhängig davon, ob der Patient weiterhin kanüliert ist.

Es werden drei Weaningkategorien unterschieden (entsprechend der Budapester Konsensus-Konferenz 2005)

Gruppe 1	Einfaches Weaning	Patient kann im ersten Versuch problemlos entwöhnt werden.
Gruppe 2	Schwieriges Weaning	Patient benötigt nach einem erfolglosen Spontanatemversuch (SBT = spontaneus breathing trial) bis zu 3 weitere SBT und bis zu 7 Tage Weaningdauer.
Gruppe 3	Prolongiertes Weaning, wird auch als Langzeitbeatmung bezeichnet.	Patient benötigt mehr als 3 SBT oder mehr als 7 Tage zum erfolgreichen Weaning.

Patienten der Gruppe 1 und 2 werden im Krankenhaus vollständig vom Beatmungsgerät entwöhnt. Ein Teil der Patienten der Gruppe 3 kann nach weiteren Weaningversuchen noch in der Klinik entwöhnt werden. Gelingt es allerdings trotz Durchführung aller Maßnahmen nicht, die Beatmung des Patienten risikolos einzustellen, bleiben die Patienten beatmungspflichtig und werden außerklinisch invasiv oder nichtinvasiv weiter beatmet.

Nach den „Durchführungsempfehlungen zur invasiven außerklinischen Beatmung“ der Deutschen Gesellschaft für Pneumologie und Beatmungsmedizin e.V. (DPG) wird ein außerklinisch durchgeführtes Weaning strikt abgelehnt. Allerdings zeigen Erfahrungen im außerklinischen Bereich, dass Beatmungspatientinnen vereinzelt auch noch zu Hause – unter stabilisierten Bedingungen – entwöhnt werden können.

Allerdings bedürfte es für ein außerklinisches Weaning konkreter Auflagen und strikter Kriterien wie etwa die permanente Anwesenheit eines →Atmungstherapeuten und eines kurzfristig erreichbaren Arztes mit Erfahrung in der Beatmung. Außerdem müssten entsprechende Diagnosegeräte bereitstehen. Nicht alle außerklinischen Beatmungspflegedienste verfügen über die Geräte bzw. die Atmungstherapeutinnen/ Fachärzte, die in der Lage sind, die Ergebnisse fachgerecht zu interpretieren und die Beatmung entsprechend neu einzustellen oder weiterführende Weaningmaßnahmen durchzuführen. Von daher und angesichts bestehender Rechtsunsicherheit wird außerklinisches Weaning bisher abgelehnt. Allerdings sollte dieses Thema in Zukunft bei entsprechender Professionalisierung und Vernetzung neu diskutiert werden.

Heute wollen wir versuchen, ob Sie schon wieder eigenständig atmen können!

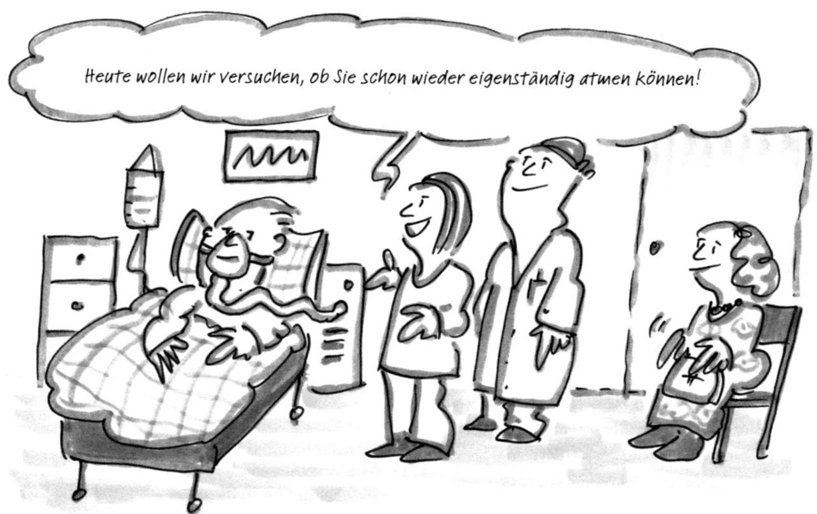

10.5.2 Bedarfsmedikation

Entsprechend der unterschiedlichen Krankheitsbilder sowie der häufiger anzutreffenden Multimorbidität ist eine hinreichend medikamentöse Versorgung der Patienten unerlässlich. Dabei bestehen neben bzw. trotz der individuellen Dauermedikation öfter Situationen, in denen die Patienten „bei Bedarf" zusätzlich Medikamente brauchen. Das kann für vielerlei zusätzliche Krankheitsbilder gelten: Schmerzsymptomatik, Bronchospasmen, Angina pectoris, Krampfanfälle, Obstipation, Herz- oder Niereninsuffizienz mit Ödembildung, hypertone Krisen usw.

Bedarfsmedikation sollte bei Patientinnen, bei denen bestimmte Symptomatiken bekannt sind, dafür bereitstehen. Aufgabe des Arztes ist es, genau festzulegen,

- welcher Patient
- bei welcher Symptomatik (bzw. ab welchem Ausprägungsgrad)
- welches Medikament
- in welcher Dosierung zusätzlich zur Dauermedikation erhalten kann.

Auch in diesem Fall ist eine gute Kooperation unabdingbar, um zu vermeiden, dass Patientinnen einerseits evtl. eines Notarztes bedürfen, weil keine hinreichende Medikamentenausstattung vorhanden ist, und andererseits ein möglicher Missbrauch verhindert wird. Auch muss gewährleistet sein, dass sich von verschiedenen Ärzten verordnete Medikamente nicht in ihrer Wirkung ausschließen oder potenzieren können.

In der Schmerzbehandlung werden häufig Medikamente eingesetzt, die unter das Betäubungsmittelgesetz fallen. Hier sind ein entsprechend sorgfältiger Umgang sowie das Führen eines BTM-Buches zwingend erforderlich.

Keinesfalls dürfen – z. B. in der Wohngruppe – (Bedarfs-)Medikamente des einen Patienten für einen anderen Patienten verwendet werden.

Außerklinische Beatmungspflege von A–Z

Atmungstherapeutin

Atmungstherapeut ist ein relativ neues Berufsbild mit eigenständigem Zuständigkeits- und Arbeitsbereich und umfasst Tätigkeiten im gesamten Fachgebiet der Pneumologie (ähnlich dem Respiratory Therapist in angelsächsischen Ländern). Die Deutsche Gesellschaft für Pneumologie und Respiratorentwöhnung e.V. (DGP) hat für ihr Fachgebiet das Berufsbild „Atmungstherapeut" (DGP) eingeführt, weil zunehmend die Notwendigkeit eigenverantwortlicher Übernahme bisheriger assistenzärztlicher Tätigkeit besteht. Zugelassen zur Weiterbildung sind Gesundheits- und Krankenpflegerinnen sowie Physiotherapeuten.

Die Atmungstherapeutin kann z. B.

- selbstständig diagnostische Maßnahmen, wie z. B. Blutgasanalyse oder Spirometrie am Krankenbett durchführen,
- Patienten insbesondere im Hinblick auf Medikamentenanwendung, Aerosoltherapie, Langzeitsauerstofftherapie, Heimbeatmung und Raucherentwöhnung beraten und schulen,
- Pflegepersonal für das Atemwegsmanagement (endotracheale Absaugung blind und bronchoskopisch, Tracheostoma- und Kanülenpflege, Kanülenauswahl und -wechsel) schulen,
- nichtinvasive Beatmung einschließlich Maskenauswahl bei akuter und chronischer respiratorischer Insuffizienz einleiten, durchführen und überwachen,
- invasive Beatmung je nach Erkrankung einstellen und überwachen, die Analgosedierung nach Protokollvorgabe steuern oder
- Beatmungsentwöhnung (Weaning) nach Protokollvorgabe durchführen und überwachen.

Die Verantwortung für die Patientenbehandlung liegt dennoch weiterhin in der Hand des Arztes.

www.atmungstherapeuten.de

Betreuerin

Betreuer werden vom Betreuungsgericht eingesetzt, um stellvertretend für eine zu betreuende Person genau festgelegte Aufgaben (z. B. Vermögenssorge, behördliche Aufgaben, Gesundheitssorge) zu übernehmen. Dabei hat sich der Betreuer nach Wille und Wohl des Betreuten zu richten.

> „(2) Der Betreuer hat die Angelegenheiten des Betreuten so zu besorgen, wie es dessen Wohl entspricht. Zum Wohl des Betreuten gehört auch die Möglichkeit, im Rahmen seiner Fähigkeiten sein Leben nach seinen eigenen Wünschen und Vorstellungen zu gestalten.
>
> (3) Der Betreuer hat Wünschen des Betreuten zu entsprechen, soweit dies dessen Wohl nicht zuwiderläuft und dem Betreuer zuzumuten ist."
>
> — *(§ 1901 BGB).*

Betreuungsverfügung

Mit einer Betreuungsverfügung wird von der Patientin eine Person gekennzeichnet, die im Falle der eigenen Einwilligungsunfähigkeit vom Gericht als Betreuerin eingesetzt bzw. auf keinen Fall eingesetzt werden soll.

Bevollmächtigte

Bevollmächtigte werden vom Vollmachtgeber (→Vollmacht) mit bestimmten Aufgaben betraut, die sie nach dem Willen des Vollmachtgebers umzusetzen haben. Im Gegensatz zum Betreuer wird die Bevollmächtigte nicht vom Betreuungsgericht eingesetzt oder bestätigt, sondern nur in besonderen Fällen gibt es eine Kontrollpflicht (z. B. Patientenverfügung, § 1901 a BGB). Bevollmächtigte sind vor allem dem Willen des Vollmachtgebers verpflichtet, unterscheiden sich auch daher vom →Betreuer.

Ethikberatung

„Ethikberatung dient der Information, Orientierung und Beratung der verschiedenen an der Versorgung beteiligten bzw. davon betroffenen Personen (z. B. Mitarbeitende der Einrichtung, Patienten, Bewohnerinnen, Angehörige, Stellvertreter).

Allgemeine Ziele von Ethik in Einrichtungen des Gesundheitswesens sind:

- die Sensibilisierung für ethische Fragestellungen
- die Vermittlung von medizin- und pflegeethischem Wissen
- die Erhöhung der Kompetenz im Umgang mit ethischen Problemen und Konflikten

Spezifische Aufgaben sind:

- die Unterstützung eines strukturierten Vorgehens bei ethischen Konflikten
- die Verbesserung der Sprachfähigkeit und kommunikativen Kompetenz bei ethischen Konflikten
- die systematische Reflexion über ethische Fragestellungen
- die Umsetzung allgemeiner Werte (Würde, Autonomie, Fürsorge, Verantwortung, Vertrauen) und spezifischer Werte der jeweiligen Einrichtung … in reflektiertes Handeln
- Lösungswege bei Konflikten zwischen … unterschiedlichen Werten und Moralvorstellungen zu suchen."

— *Akademie für Ethik in der Medizin e.V., 2010*

Ziel der Ethikberatung ist also, Entscheidungsprozesse transparent zu gestalten und gute Entscheidungen in guten Entscheidungsprozessen zu treffen. Ethikberatung wird in der Regel von Mitgliedern eines →Ethikkomitees angeboten, es gibt aber auch qualifizierte externe Ethikberater. Auf der folgenden Webseite sind Adressen für Ethikberatung zu finden:

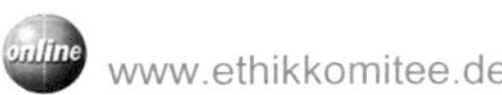

www.ethikkomitee.de

Ethikkomitee

Ethikkomitees sind interdisziplinäre Gremien, die sich aus Mitarbeiterinnen möglichst vieler Bereiche und Berufsgruppen einer Klinik oder Pflegeeinrichtung zusammensetzen. Auf jeden Fall sollten auch Personen berufen werden, die über fundierte ethische und rechtliche Kenntnisse verfügen. Das könnten z. B. externe Ethiker und Juristen sein, die um Mitarbeit gebeten werden. Dagegen müssen nicht alle Hierarchieebenen vertreten sein, da Ethikkomitees nur dann sinnvoll arbeiten können, wenn der demokratisch-gleichberechtigte Umgang mit Personen und Fragestellungen garantiert ist.

Ethikkomitees dienen als ethische Reflexionsinstanz der pflegerisch-ärztlichen Praxis. Die konkreten Aufgaben liegen

- in der Konzeption und Durchführung von Fortbildungsmaßnahmen zu ethischen Fragestellungen,
- in der Entwicklung von Verfahrensleitlinien bei häufig wiederkehrenden ethisch-rechtlichen Entscheidungsproblemen (häufig am Lebensende) und
- in der individuellen →Ethikberatung.

Die Mitglieder des Ethikkomitees sind ebenso wie singuläre Ethikberaterinnen ausschließlich beratend tätig. Sie geben nach entsprechender Analyse und Diskussion Empfehlungen an den Fragesteller. Wie immer der oder die Fragesteller sich anschließend entscheiden, bleibt in deren Verantwortung.

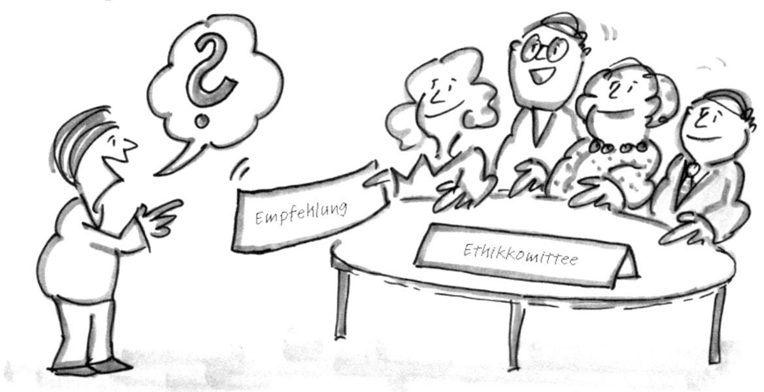

Heimbeatmungskurs

Bislang gibt es keine verbindlichen Rahmenempfehlungen für Heimbeatmungskurse. Die Zusatzausbildung schwankt zwischen 60 und 600 Stunden – entsprechend auch bezüglich Kosten und Inhalten.
Aus Gründen der Qualitätssicherung schlägt KNAIB einen Weiterbildungsumfang von 220 Stunden vor, der folgende Komponenten und Inhalte umfassen soll: theoretischer Unterricht, ein einschlägiges Praktikum sowie eine Haus- oder Facharbeit.

Der **theoretische Unterricht** soll 120 Stunden umfassen und folgende inhaltlichen Schwerpunkte vermitteln:

- intensivspezifische medizinische Grundlagen
- intensivspezifische pflegerische Grundlagen
- Beatmungsmanagement
- Notfallmanagement
- Hygiene
- Medizinprodukte
- rechtliche, ethische und psychosoziale Grundlagen

Das **Praktikum** soll zweimal 40 Stunden umfassen und je zur Hälfte in einem Krankenhaus (Intensiv- bzw. Beatmungsabteilung, Wachkoma- oder Intermediate-Carestation) sowie in der außerklinischen Intensiv- bzw. Beatmungspflege absolviert werden.

Für die **Facharbeit** ist ein Umfang von fünf bis zehn Seiten mit 20 Stunden Arbeitszeit einzuplanen und kann sich auf verschiedene Themen der Intensivpflege oder klientenbezogene Themen beziehen.

Die Weiterbildung wird mit einer schriftlichen Prüfung abgeschlossen, Zugangsvoraussetzung sind die absolvierten Module des Kurses.

„Die Arbeitsgruppe KNAIB empfiehlt außerdem, den Heimbeatmungskurs in ‚Fachweiterbildung für außerklinische Intensiv- und Beatmungspflege umzubenennen'".

www.knaib.de/cms/fileadmin/fileroot/Fortbildung.pdf

Kommunikation bei Beatmungspatienten
Relativ unabhängig von Art und Stadium des Krankheitsbildes ist die Kommunikation bei tracheotomierten und kanülierten Patienten deswegen eingeschränkt, weil die Kanüle das Schließen der Stimmritze [→Kap. 4.1.1] und damit die Lautbildung verhindert. Sprechkanülen [→Kap. 5.2.3] sind nur bei einem vergleichsweise geringen Anteil der außerklinisch beatmeten Patienten einsetzbar.

Patientinnen, die – wie etwa bei ALS [→Kap. 4.3.1] – geistig völlig orientiert sind, sich aber nicht mehr bewegen oder sprechen können (Locked-in-Syndrom), können sich oft bis zuletzt durch Bewegung der Augen bzw. Augenlider (blinzeln etc.) verständigen. Unterstützend wirken hier Buchstaben- oder Bildertafeln (z. B. für kleine Kinder) und computergestützte Kommunikationshilfen. Letztere bieten hervorragende individuelle Möglichkeiten an, sie können je nach Bedarf mit einem Finger, den Lippen oder den Augen bedient werden.

Bei Patienten, die diese Möglichkeit nicht haben, weil sie ohne Bewusstsein oder extrem kognitiv beeinträchtigt sind, ist der Fokus auf deren leibliche Ausdrucksformen zu richten. Mimik, Gestik, jegliche Reaktion auf Berührung oder Ansprache sind ernst zu nehmen. Körperliche Sensationen, wie z. B. Gänsehaut, wenn das Waschwasser zu kalt ist, spastische Reaktionen bei Erschrecken, Schmerzen sind möglichst im Team zu besprechen und gemeinsam zu interpretieren. Das Ziel der gemeinsamen Suche dient dazu herauszufinden, was die Patientin dem Pflege- und Therapeutenteam auf nonverbale, manchmal auch nur reflektorische Weise mitteilt. Kommunikation geht also in den meisten Fällen weit über einen verbalen Austausch hinaus.

Patientenverfügung

Eine Patientenverfügung ist die schriftliche Vorausverfügung eines volljährigen und einwilligungsfähigen Menschen für künftige diagnostische und therapeutische Maßnahmen im Falle späterer Einwilligungsunfähigkeit. Treffen im Krankheitsfall die getroffenen Festlegungen auf die dann aktuell bestehende Lebens- und Behandlungssituation zu, gilt die Patientenverfügung als Ausdruck des tatsächlichen Willens und muss befolgt werden (§ 1901 a BGB).

Pflegevertrag bei häuslicher Pflege (§ 120 SGB 11)

„(1) Bei häuslicher Pflege übernimmt der zugelassene Pflegedienst spätestens mit Beginn des ersten Pflegeeinsatzes auch gegenüber dem Pflegebedürftigen die Verpflichtung, diesen nach Art und Schwere seiner Pflegebedürftigkeit, entsprechend den von ihm in Anspruch genommenen Leistungen, zu pflegen und hauswirtschaftlich zu versorgen (Pflegevertrag) …

(2) Der Pflegedienst hat nach Aufforderung der zuständigen Pflegekasse unverzüglich eine Ausfertigung des Pflegevertrages auszuhändigen …

(3) In dem Pflegevertrag sind wenigstens Art, Inhalt und Umfang der Leistungen einschließlich der dafür mit den Kostenträgern nach § 89 vereinbarten Vergütungen für jede Leistung oder jeden Leistungskomplex gesondert zu beschreiben."

— § 120 SGB 11

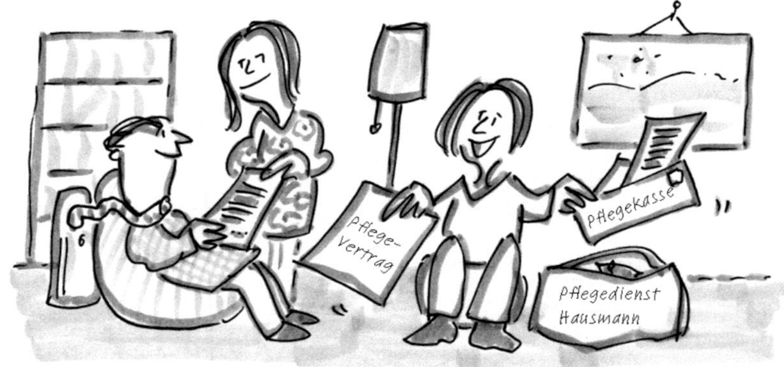

Rechte von Menschen mit Behinderung (SGB 9)

Der Bundestag hat am 1. Januar 2009 das „Gesetz zu dem Übereinkommen der Vereinten Nationen vom 13. Dezember 2006 über die Rechte von Menschen mit Behinderungen sowie zu dem Fakultativprotokoll vom 13. Dezember 2006 zum Übereinkommen der Vereinten Nationen über die Rechte von Menschen mit Behinderungen" ratifiziert. Artikel 19 formuliert das *Recht auf unabhängige Lebensführung und Einbeziehung in die Gemeinschaft.*

„Die Vertragsstaaten dieses Übereinkommens anerkennen das gleiche Recht aller Menschen mit Behinderungen, mit gleichen Wahlmöglichkeiten wie andere Menschen in der Gemeinschaft zu leben, und treffen wirksame und geeignete Maßnahmen, um Menschen mit Behinderungen den vollen Genuss dieses Rechts und ihre volle Einbeziehung in die Gemeinschaft und Teilhabe an der Gemeinschaft zu erleichtern, indem sie unter anderem gewährleisten, dass

a) Menschen mit Behinderungen gleichberechtigt die Möglichkeit haben, ihren Aufenthaltsort zu wählen und zu entscheiden, wo und mit wem sie leben, und nicht verpflichtet sind, in besonderen Wohnformen zu leben,

b) Menschen mit Behinderungen Zugang zu einer Reihe von gemeindenahen Unterstützungsdiensten zu Hause und in Einrichtungen sowie zu sonstigen gemeindenahen Unterstützungsdiensten haben, einschließlich der persönlichen Assistenz, die zur Unterstützung des Lebens in der Gemeinschaft und der Einbeziehung in die Gemeinschaft sowie zur Verhinderung von Isolation und Absonderung von der Gemeinschaft notwendig ist,

c) gemeindenahe Dienstleistungen und Einrichtungen für die Allgemeinheit Menschen mit Behinderungen auf der Grundlage der Gleichberechtigung zur Verfügung stehen und ihren Bedürfnissen Rechnung tragen."

— *SGB 9*

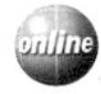

www.un.org/Depts/german/uebereinkommen/ar61106-dbgbl.pdf

Respiratorische (ventilatorische) Insuffizienz (chronisch CRI, akut ARI)

Das respiratorische System besteht aus zwei unabhängig voneinander limitierbaren Anteilen, dem ventilierenden System (Atempumpe) und der gasaustauschenden Lunge [→Kap. 4.1.2].

Bei der Respiratorischen Insuffizienz (RI) kann die für einen suffizienten Gasaustausch erforderliche Atemarbeit nicht mehr aufgebracht werden. Die pulmonale O_2-Aufnahme ist so beeinträchtigt, dass eine ausreichende Sauerstoffversorgung der Gewebe oder ein effizienter Abtransport von Kohlendioxid nicht mehr gewährleistet ist.

Es werden zwei Formen der respiratorischen Insuffizienz unterschieden, die akute (ARI) und chronische Insuffizienz (CRI).

Akute respiratorische Insuffizienz (ARI): Zur ARI führen in der Regel akute pulmonale Erkrankungen wie etwa eine schwere Pneumonie oder ein kardiales Lungenödem. Sie führen zu einer Gasaustauschstörung mit Sauerstoffmangel (Hypoxämie). Die Abgabe von Kohlendioxid ist in diesem Fall nicht gestört.

Auch bei erschöpfter Atempumpe kann es zur ARI kommen – hier dominiert die Hyperkapnie – sie kann übergehen in die **Chronisch respiratorische Insuffizienz (CRI).**

Die chronische respiratorische Insuffizienz basiert im Allgemeinen auf einer Erschöpfung der Atempumpe aufgrund obstruktiver oder restriktiver Ventilationsstörungen oder als Folge einer neuromuskulären Erkrankung (NME).

S2 Leitlinie

Nichtinvasive und invasive Beatmung als Therapie der chronischen respiratorischen Insuffizienz

Die S2 Leitlinie (seit 2009) legt die wissenschaftliche Grundlage für die außerklinische Beatmungstherapie und -pflege.

Grundlage für ihre Entwicklung war die Frage, ob eine dauerhafte, meist intermittierende, außerklinische Beatmung funktionelle Parameter, klinische Beschwerden, Lebensqualität und Langzeitüberleben von Patienten mit einer →CRI verbessern kann. Darüber hinaus stellte sich die Frage nach dem richtigen Zeitpunkt des Beginns einer außerklinischen Beatmung sowie nach den optimalen, an wissenschaftlichen Kriterien orientierten Beatmungstechniken.

Ziel der Leitlinie

- Darstellung der Indikationen einschließlich des geeigneten Zeitpunkts zur Einleitung einer außerklinischen Beatmung.
- Festlegung des diagnostischen und therapeutischen Vorgehens bei Einleitung der Beatmung.
- Vorgehen bei Überleitung in die außerklinische Beatmung.
- Festlegung von Anforderungen an die technische und personelle Ausstattung von Institutionen, die bei der Behandlung von Patienten mit außerklinischer Beatmung beteiligt sind.
- Aufstellung von Kriterien zur Qualitätssicherung bei außerklinischer Beatmung.

Leitlinien sind Empfehlungen, keine Richtlinien. Sie bieten Orientierungshilfe im Sinne von „Handlungs- und Entscheidungskorridoren", von denen in begründeten Fällen abgewichen werden kann und muss (→ Einzelfallentscheidung!).

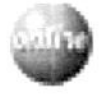

www.pneumologie.de/fileadmin/pneumologie/downloads/Leitlinien/DGP_S2_LL_NIV_Home_final.pdf?cntmark

Spezialisierte Ambulante Palliativversorgung (SAPV), SGB V

Die Spezialisierte Ambulante Palliativversorgung (SAPV) dient dem Ziel, die Lebensqualität und die Selbstbestimmung schwerstkranker Menschen zu erhalten, zu fördern und zu verbessern und ihnen ein menschenwürdiges Leben bis zum Tod in ihrer vertrauten häuslichen oder stationären Umgebung zu ermöglichen. Im Vordergrund steht anstelle eines kurativen Ansatzes die medizinisch-pflegerische Zielsetzung, Symptome und Leiden einzelfallgerecht zu lindern.

Aufgaben der SAPV:

- Koordination der spezialisierten palliativmedizinischen und palliativpflegerischen Versorgung unter Einbeziehung weiterer Berufsgruppen und von Hospizdiensten im Rahmen einer multiprofessionellen Zusammenarbeit
- Symptomlinderung durch Anwendung von Medikamenten oder anderen Maßnahmen
- Ruf-, Notfall- und Kriseninterventionsbereitschaft rund um die Uhr für die im Rahmen der SAPV betreuten Patienten zur Sicherstellung der erforderlichen Maßnahmen
- Beratung, Anleitung und Begleitung der Patienten und ihrer Angehörigen zur palliativen Versorgung einschließlich Unterstützung beim Umgang mit Sterben und Tod

SAPV-Team

Die Leistungen der SAPV dürfen ausschließlich durch Personen erbracht werden, die folgende Qualifikationsvoraussetzungen erfüllen:

- Ärzte, die über eine anerkannte Zusatzweiterbildung „Palliativmedizin“ verfügen
- Pflegefachkräfte, die den Abschluss einer Palliative-Care-Weiterbildungsmaßnahme vorweisen
- weitere vertraglich eingebundene Fachkräfte (z. B. Sozialarbeiter, Sozialpädagoginnen, Psychologinnen), die über eine Zusatzweiterbildung „Palliative Care“ für andere Berufsgruppen oder eine mehrjährige Erfahrung in der Palliativversorgung verfügen

Supervision
Supervision ist eine aufklärende Beratungsmethode, deren Durchführung von einer Supervisorin geleitet wird. Sie begleitet Menschen bei der Reflexion und Verbesserung ihres beruflichen Handelns. Inhalt ist die tägliche Arbeitspraxis der Teilnehmenden. Gearbeitet wird an der Klärung der eigenen Berufsrolle, dem besseren Verstehen von Beziehungsdynamiken mit Patienten oder im Team und den Auswirkungen von Organisationsstrukturen einer Institution.

Die Ziele von Supervision lassen sich in einem Satz zusammenfassen: Supervision soll mittels Reflexionsarbeit eine professionellere Bewältigung der Berufsarbeit ermöglichen. Im Einzelnen gehören dazu:

- Verbesserung der Kommunikations- und Kooperationsfähigkeit von Einzelnen, Teams und Organisationen
- reflektierter Umgang mit herausforderndem Verhalten von Patientinnen und Bewohnern
- emotionale Entlastung im Sinne der Burnout-Prophylaxe
- Entwicklung der eigenen Berufsrolle
- Erweiterung der eigenen Wahrnehmungsfähigkeit
- besseres Verstehen von Wechselwirkungen und Zusammenhängen
- Förderung des individuellen Handlungs- und Entscheidungspotenzials
- Erweiterung der Konflikt- und Verhandlungsfähigkeit

Eins vorweg:
Ich bin weder Feuerlöscher noch Zauberer, aber ich kann Ihnen helfen, sich selbst zu helfen.

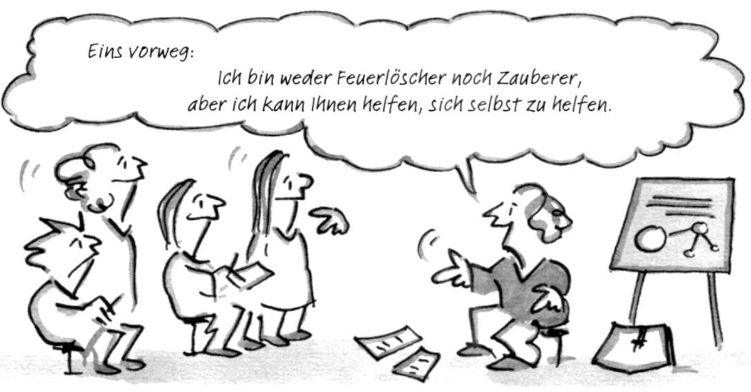

Trauer und Trauerarbeit

Trauer ist eine physiologische Reaktion, eine Not wendende Antwort auf einen Verlust. Trauer ist eine Form des Abschiednehmens, die es irgendwann erlaubt, am Leben wieder neu teilzunehmen. Der Trauernde selbst befindet sich irgendwo zwischen dem „nicht mehr“ und dem „noch nicht“.

Trauerarbeit besteht darin, die Verbindungen zu dem, was verloren ging, zu lösen und die Lebenskraft, die in dieser Bindung steckte, in sich selbst zurückzuholen. Trauerarbeit leisten bedeutet also, einen mehr oder weniger langen Ent-Bindungs- und Re-Integrationsprozess einzugehen. Das geschieht im Rahmen eines Prozesses, der häufig ähnliche Phasen aufweist.

Trauerphasen (nach Verena Kast):

1. Schock. Die Phase des Nicht-Wahrhaben-Wollens. „Das ist nur ein böser Traum.“ „Nein, es kann nicht sein, ich habe ihm doch eben noch zugewunken …“ Die Schockstarre, das Nichtaufnehmen-Können des Ungeheuerlichen dauert wenige Stunden bis Tage. Diese Zeit wird wie im Nebel erlebt.
2. Aufbrechende Emotionen – Gefühlschaos: An die Stelle der Empfindungslosigkeit treten heftige Gefühle wie Verlassenheit, Protest, Wut, Verzweiflung, Sehnsucht, Selbstvorwürfe, Schuldzuweisungen, Orientierungslosigkeit, Angst und Einsamkeit. Diese Phase wechselt sich ab mit Phase 3.
3. Klärung durch Erinnerung, suchen und sich trennen: Der trauernde Mensch erinnert sich wieder und wieder und durchlebt das Gewesene so lange, bis sich allmählich herausschält, was bleibende Erinnerungen sind und was losgelassen, „vergessen“ werden darf.
4. Die Phase des neuen Selbst- und Weltbezugs: Der Mensch lernt, „abschiedlich“ zu erleben, er akzeptiert, dass Verluste zum Leben gehören.

Versorgungsvertrag § 72 SGB XI

> „Zulassung zur Pflege durch Versorgungsvertrag
> (1) Die Pflegekassen dürfen ambulante und stationäre Pflege nur durch Pflegeeinrichtungen gewähren, mit denen ein Versorgungsvertrag besteht (zugelassene Pflegeeinrichtungen). In dem Versorgungsvertrag sind Art, Inhalt und Umfang der allgemeinen Pflegeleistungen (§ 84 Abs. 4) festzulegen, die von der Pflegeeinrichtung während der Dauer des Vertrages für die Versicherten zu erbringen sind."
> — *§ 72 SGB XI*

Vollmacht

Jede erwachsene und geschäftsfähige Person kann jederzeit eine Vollmacht an eine Person ihres Vertrauens ausstellen. Das kann unterschiedliche Bereiche wie Vermögenssorge, Gesundheitssorge, Vertragsangelegenheiten etc. betreffen. In dem Vollmachtschreiben muss festgelegt sein, welche Bereiche damit stellvertretend geregelt werden dürfen. Eine Vollmacht gilt ab dem Zeitpunkt, ab dem sie vom Vollmachtgeber mit Unterschrift ausgefüllt und dem Vollmachtnehmer übergeben wird. Grundlegende Aufgabe des Vollmachtnehmers (→Bevollmächtigten) ist es, den Willen des Vollmachtgebers umzusetzen.

Vorsorge-Vollmacht

Eine Vorsorge-Vollmacht ist der Vollmacht im Wesentlichen gleich, mit einem entscheidenden Unterschied: Die Vorsorge-Vollmacht gilt erst ab dem Zeitpunkt, ab dem ein Mensch entweder nicht mehr geschäftsfähig (bei Vermögens- und Vertragsangelegenheiten) oder nicht mehr einwilligungsfähig (bei Gesundheitsangelegenheiten) ist.

Anhang

Abkürzungsverzeichnis

24 h	24 Stunden
Abb.	Abbildung
Abs.	Absatz
AEBDL	Aktivitäten, existenzielle Erfahrungen und Beziehungen des täglichen Lebens
AGH	Arbeitsgemeinschaft für Heimbeatmung und Respiratorentwöhnung (Vorläufer der DIGAB)
ALS	Amyotrophe Lateralsklerose
AWMF	Arbeitsgemeinschaft der Wissenschaftlichen Medizinischen Fachgesellschaften
BÄK	Bundesärztekammer
BGH	Bundesgerichtshof
BMI	Body-Mass-Index
BTM	Betäubungsmittel
ca.	circa
CDI	Clostridium-diffizile Infektionen
CIP	Critical Illness Polyneuropathie
cm	Zentimeter
COPD	Chronisch obstruktive Lungenerkrankung
CRI	Chronisch respiratorische Insuffizienz
DGP	Deutsche Gesellschaft für Pneumologie und Beatmungsmedizin e.V.
DIGAB	Deutsche Interdisziplinäre Gesellschaft für Außerklinische Beatmung e.V.

DKG	Deutsche Krankenhausgesellschaft
DRGs	Diagnosis Related Groups; Fallpauschalen
ESBL	Extended Spectrum β-Lactamasen (ist umbenannt in genauer MRGN 3+4)
evtl.	eventuell
FQA (Bayern)	Fachstelle für Pflege- und Behinderteneinrichtungen – Qualitätsentwicklung und Aufsicht
GG	Grundgesetz
ggf.	gegebenenfalls
HBV, HCV	Hepatitis-B-Virus, Hepatitis-C-Virus
HeimG	Heimgesetze
HKP	Häusliche Krankenpflege
HME	Heat and Moisture Exchange
i.S.d.	im Sinne des
i.d.R.	in der Regel
IfSG	Infektionsschutzgesetz
KBV	Kassenärztliche Bundesvereinigung
kg KG	Kilogramm Körpergewicht
KNAIB	Kompetenz Netzwerk Außerklinische Intensivpflege Bayern
kPa	Kilo Pascal
LMHV	Lebensmittelhygieneverordnung
M bzw. Mm	Musculus bzw. Musculi
m^2	Quadratmeter
MD	Muskeldystrophie

MDK	Medizinischer Dienst der Krankenkassen
MedHygV	Verordnung zur Hygiene und Infektions prävention in medizinischen Einrichtungen
mm Hg	Millimeter Quecksilbersäule
mmol/l	Millimol/Liter
MPG (MedProdG)	Medizin Produkte Gesetz
MRE	Multiresistente Erreger
MRSA	Methicillin-resistenter oder Multi-Resistenter Staphylococcus aureus
MRGN 3+4	multiresistente gramnegative Stäbchen mit Resistenz gegen 3 oder 4 Antibiotikagruppen
N bzw. Nn	Nervus bzw. Nervi
NIV	Nicht invasive Beatmung (mit Maske)
NME	Neuromuskuläre Erkrankung
OHS	Obesitas Hypoventilations Syndrom
OSAS	Obstruktives Schlafapnoe-Syndrom
PEG	Percutane endoskopische Gastrotomie
PQR	Pflegequalitätsrichtlinien (MDK)
PVC	Poly-Venyl-Chlorid
RGU	Referat für Gesundheit und Umwelt (München)
RKI	Robert Koch Institut
SAB	Subarachnoidalblutung
SAPV	Spezialisierte Ambulante Palliative Versorgung
SBT	Spontaneus Breathing Trial

SGB	Sozialgesetzbuch
SHT	Schädel-Hirn-Trauma
StGB	Strafgesetzbuch
StK	Sicherheitstechnische Kontrolle
TK	Trachealkanüle
TRBA 250	Biologische Arbeitsstoffe im Gesundheitswesen und in der Wohlfahrtspflege
TS	Tracheostoma
TÜV	Technischer Überwachungs-Verein
vKPM	Verrichtungsbezogene krankheitsspezifische Pflegemaßnahmen
VRE	Vancomycin-resistente Enterokokken
WBVG	Wohn- und Betreuungsvertragsgesetz
WG	Wohngruppe
WKM	Werkstatt für Körperbehinderte GmbH München
ZNS	Zentrales Nervensystem

Beatmungsmodi

Leider sind die Bezeichnungen der Beatmungsmodi [→Kap. 5.3] nicht standardisiert. Daher beziehen sie sich z. T. auf identische Beatmungsformen. Sie können auch von Hersteller zu Hersteller variieren. Die folgende Liste ist daher nicht im eigentlichen Sinne vollständig

ASB	Assisted Spontaneous Breathing	Unterstützte Spontanatmung
AMV	Assisted Mandatory Ventilation	Unterstützte mechanische Beatmung
APCV	Assisted Pressure Controlled Ventilation	Assistierte druckkontrollierte Beatmung
ASV	Adaptive Pressure Ventilation	Angepasste druckunterstützte Beatmung
BiPAP	Biphasic Positive Airway Pressure	Spontanatmung unter positivem Atemwegsdruck mit zwei unterschiedlichen Druckniveaus
CMV	Continuous Mandatory Ventilation	Kontinuierliche mechanische Beatmung
CPAP	Continuous Positive Airway Pressure	Kontinuierlicher positiver Atemwegsüberdruck
CPPV	Continues Positive Pressure Ventilation	Kontinuierliche positive Druckbeatmung
EPAP	Expiratory Positive Airway Pressure	Positiver endexspiratorischer Druck
HFV	High Frequency Ventilation	Hochfrequenzbeatmung
IPAP	Inspiratory Positive Airway Pressure	Positiver inspiratorischer Atemwegsdruck
IMV	Intermittend Mandatory Ventilation	Intermittierende mechanische Beatmung
IPPV	Intermittent Positive Pressure Ventilation	Intermittierende positive Druckbeatmung
MMV	Mandatory Minute Volume	Maschinell (vorgegebenes) Minutenvolumen
NIV	Noninvasive Ventilation	Nichtinvasive Beatmung
NPPV	Noninvasive Positive Pressure Ventilation	Nichtinvasive positive Druckbeatmung
PC	Pressure Control	Druckkontrollierte Beatmung
PCV	Pressure Controlled Ventilation	Druckkontrollierte Beatmung
PEEP	Positive End-Exspiration Pressure	Positiver endexspiratorischer Druck
PNPV	Positive Negative Pressure Ventilation	Wechseldruckbeatmung
PPS	Proportional Pressure Support	Proportional unterstützte Beatmung

PSV	Pressure Support Ventilation	Druckunterstützte Spontanatmung (ASB)
SB	Spontaneous Breathing	Spontanatmung
SCMMV	Synchronized controlled mandatory mechanical ventilation	Synchronisierte, kontrollierte mechanische Beatmung
SIMV	Synchronized Intermittent Mandatory Ventilation	Synchronisierte intermittierende maschinelle Beatmung
VCMV	Volume Controlled Mandatory Ventilation	Volumenkontrollierte maschinelle Beatmung

Beatmungsparameter

AMV	Atemminutenvolumen
F	Flow
FiO2	Inspiratorische Sauerstoffkonzentration
I : E	Verhältnis Inspiration zu Exspiration
P insp	Eingestellter Inspirationsdruck
P max	Maximaler Arbeitsdruck des Respirators
P min	Minimaler Arbeitsdruck des Respirators
Pimax	Maximaler Inspirationsdruck
T exsp	Exspirationszeit
T insp	Inspirationszeit
TD = AZV	Tidalvolumen = Atemzugvolumen
VK (VC)	Vitalkapazität (Vital capacity)

Literatur

Beatmungsgeräte für die medizinische Anwendung – Besondere Festlegungen für die grundlegende Sicherheit einschließlich der wesentlichen Leistungsmerkmale – Teil 2: Heimbeatmungsgeräte für vom Gerät abhängige Patienten (ISO 10651-2:2004); Deutsche Fassung EN ISO 10651-2:2009.

www.eg-richtlinien-online.de/cmd?level tplanganzeige&artid=140470556&limitationtype=&searchaccesskey

Bundesärztekammer (BÄK), Kassenärztliche Bundesvereinigung (KBV), Arbeitsgemeinschaft der Wissenschaftlichen Medizinischen Fachgesellschaften (AWMF): Nationale VersorgungsLeitlinie Asthma(2009); Nationale VersorgungsLeitlinie COPD (2012)

www.versorgungsleitlinien.de/themen

Corbin J.M., Strauss A.L. (2004) Weiterleben lernen. Verlauf und Bewältigung chronischer Krankheit. 2. Auflage, Hans Huber Verlag, Bern

Geiseler, Jens; Karg, Ortrud; Börger, Sandra; Becker, Kurt; Zimolong, Andreas (2010) Invasive Heimbeatmung insbesondere bei neuromuskulären Erkrankungen. Schriftenreihe Health Technology Assessment (HTA) in der Bundesrepublik Deutschland. Veröffentlicht unter: www.dimdi.de - HTA

Hofmann, Irmgard (2011) Patientenverfügung in der Pflege. Pflegiothek, Cornelsen-Verlag, Berlin

Kompetenz Netzwerk Außerklinische Intensivpflege Bayern

www.knaib.de/cms/index.php?id=1

Obermaier-van Deun, Peter (2012) Recht in der Pflege. Pflegiothek, Cornelsen-Verlag Berlin

Randerath W.J. et al. (2011) Durchführungsempfehlungen zur außerklinischen invasiven Beatmung. Gemeinsame Empfehlung der Deutschen Gesellschaft für Pneumologie (DGP), der Deutschen Interdisziplinären Gesellschaft für Außerklinische Beatmung (DIGAB), des Medizinischen Dienstes des Spitzenverbandes Bund der Krankenkassen e.V. (MDS) und des AOK-Bundesverbandes (AOK-BV). In: Pneumologie 65: 72–88.

www.pneumologie.de/fileadmin/ pneumologie/downloads/Empfehlungen/1335444092989.pdf

Rehbock, Theda (2008): Autonomie – Fürsorge – Paternalismus. Zur Kritik (medizin-)ethischer Grundbegriffe. In: Zeitschrift für Ethik in der Medizin (Ethik Med) 14: S. 131–150

Sauer, Timo; May, Arnd T. (2011) Ethik in der Pflege. Pflegiothek, Cornelsen-Verlag Berlin

Windisch, Wolfram et al. (2010) Nichtinvasive und invasive Beatmung als Therapie der chronischen respiratorischen Insuffizienz. S2-Leitlinie herausgegeben von der Deutschen Gesellschaft für Pneumologie und Beatmungsmedizin e.V. in: Pneumologie 64: 207–240.

www.pneumologie.de/fileadmin/pneumologie/downloads/Leitlinien/1335444478672.pdf

Bildquellen

Andreas Fahl/Medizintechnik Vertriebs GmbH: S. 104/3, S. 105, S. 131/2

Etac GmbH, Merl: S. 178

Fotofinder/doc-stock: S. 86

Intersurgical Beatmungsprodukte GmbH, Sankt Augustin: S. 97

Krüper, W. Bielefeld: S. 96/1, S. 115, 167, S. 168, S. 179

Mair, J. München: S. 64, S. 65, S. 66, S. 67/2, S. 69, S. 71, S. 74, S. 76, S. 80, S. 127, S. 177

Medicalpictures: S. 104/2

Philips GmbH: S. 96/2

Primed Halberstadt Medizintechnik GmbH: S. 106/1

Raichle, G., Ulm: S. 82, S. 85, S. 92, S. 104/1

Springerimages: S. 97

Wikimedia: S. 67

Teleflex Medical GmbH, Kernen i.R.: S. 106/4

Wikimedia Patrick J. Lynch: S. 68

WKM GmbH, München: S. 12, S. 25, S. 95/1, S. 95/2, S. 98, S. 100, S. 106/2–3, S. 107, S. 108, S. 118/1, S. 118/2, S. 119, S. 121/1, S. 121/2, S. 121/3, 122, S. 123, S. 125, S. 126, S. 127/1, S. 127/3, S. 129, 130, S. 131/1, S. 131/3, S. 162/1, S. 162/2, S. 166, S. 172, S. 175, S. 176

Illustrationen: Natascha Welz, Berlin